オールカラー家庭の医学

ウルトラ図解

潰瘍性大腸炎・クローン病

正しい寛解導入・維持でQOLを向上させる

監修 久松 理一
杏林大学医学部消化器内科学　教授
杏林大学医学部付属病院　炎症性腸疾患包括医療センター　センター長

法研

はじめに

「これはできない…」から「これもやれる！」へ
炎症性腸疾患患者さんと家族のＱＯＬ改善のために

炎症性腸疾患は大きくクローン病と潰瘍性大腸炎に分類されます。

かつては欧米諸国に多い疾患というイメージがありましたが、現在はアジアを含めた世界中で増加傾向があり、日本でも急増しています。すでに日本ではクローン病７万人超、潰瘍性大腸炎22万人超の患者さんが存在すると推定されています。

そして、両疾患ともに原因が同定されていないため、根本治療が見つかっておらず、現在は難病に認定されています。しかし、近年の病態研究や治療薬開発の進歩も目ざましく、潰瘍性大腸炎やクローン病に対する診療は大きく変化してきています。

たしかにクローン病も潰瘍性大腸炎も比較的若い人に多い病気で、就学、就労、結婚、妊娠・出産などさまざまなライフイベントに影響を与えます。難病というと、「これは無理だ」、「これはできない」、と患者さんもその家族も考えがちです。

しかし、治療薬の進歩、検査技術の進歩、チーム医療の推進によって、多くの患者さんは健康な時と同じような生活が可能になってきています。食事や運動との付き合い方なども治療薬の進歩に伴いずいぶん変わってきています。本書では最新の治療内容、生活・食事指導、社会のサポートシステムなどについて解説しています。

本書を読んだあとに、患者さんやそのご家族が炎症性腸疾患であることを悲観せず、「これもやれる」、「これもやってみたい」と思えるようになっていただければ嬉しいです。

2021年11月

杏林大学医学部消化器内科学　教授
杏林大学医学部付属病院　炎症性腸疾患包括医療センター　センター長
久松　理一

第2章 炎症性腸疾患の検査と診断

第3章 潰瘍性大腸炎・クローン病の治療

第4章 食事でよい状態を維持する

第5章 病気と上手に付き合う生活術

【図解デザイン・イラスト】コミックスパイラる／池田 馨／㈱イオック
【装丁・本文デザイン】㈱イオック
【編集協力】㈱フロンテア

第1章

潰瘍性大腸炎・クローン病とは

「潰瘍性大腸炎・クローン病」とは、どんな病気なのでしょう。消化器のどこにどんなトラブルが発生するのか、潰瘍性大腸炎・クローン病それぞれの病気の特徴や症状などを紹介します。

消化器のしくみから病気を知る

消化器系臓器のしくみと働き

私たちの体を動かすエネルギー源や、体を構成する細胞の材料となっているのは、食べ物に含まれる栄養素です。そして、食べ物から体に必要な栄養素を取り込むための重要な役割を担っているのが「消化器」です。

消化器には、食べ物の通り道である消化管のほか、胆汁や膵液《すい》などの消化液をつくり、分泌する肝臓、膵臓、胆のうなどの臓器があります。

では、口から入った食べ物は、消化器によってどのように消化・吸収されていくのでしょう。

まず、食べ物は口のなかでかみ砕かれて細かくなり、食道を通って胃に入ります。そして、胃壁から分泌される酸性の胃液と胃の蠕動《ぜんどう》運動*によって食べ物はドロドロした粥状にされ、十二指腸（胃と小腸の結合部）へと送られます。そこで膵液や胆汁によって栄養が分解されます。

小腸でさらに分解された消化物の栄養は、小腸の腸管壁から吸収されます。小腸の腸管の粘膜には、細かい輪状のひだが無数にあり、その表面に密生する細かい絨毛《じゅうもう》の先端の上皮細胞を経て吸収されます。そして消化物の残りカスは、大腸で水分と電解質を吸収されたあとは便として成形され、肛門から排泄されるのです。

食べ物が通った口（口腔）、食道、胃、腸、肛門は、形や役割はそれぞれ異なるものの、口から肛門まで消化管という1本の管でつながっています。小腸、大腸ともに折りたたまれた状態で体内に収まっていますが、消化管の全行程は7～9メートルにも及び、口から入った飲食物は、便となって排泄されるまでに約30時間を要します。

用語解説
蠕動運動　食道、胃、小腸、大腸の粘膜筋層にある平滑筋の収縮運動のこと。この筋肉の収縮によって内容物は肛門方向へと送られていく。

消化管のしくみと役割

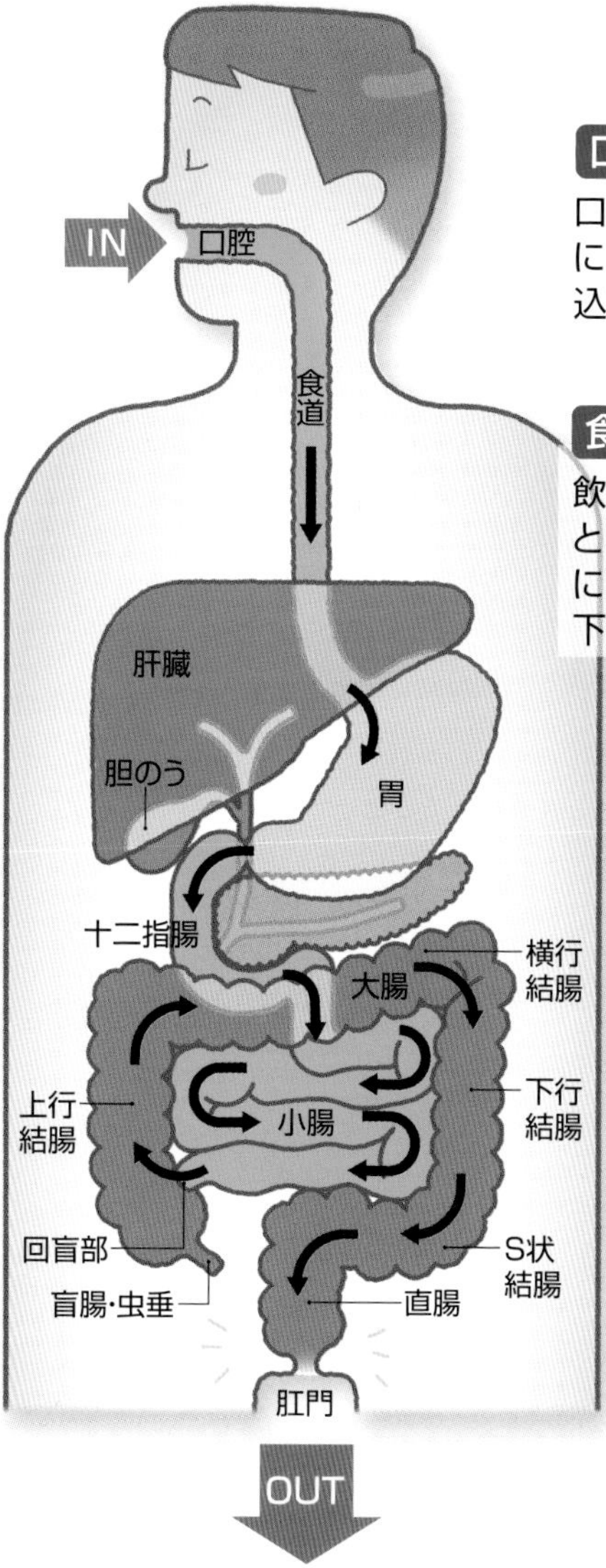
IN
口腔
食道
肝臓
胆のう
胃
十二指腸
横行結腸
大腸
上行結腸
小腸
下行結腸
回盲部
S状結腸
盲腸・虫垂
直腸
肛門
OUT

START

▼

口腔

口の中で唾液と一緒に咀嚼されて、飲み込まれる。

▼

食道

飲食物が食道に入ると、食道の蠕動運動によって胃のほうへ下りていく。

▼

胃

胃に入った飲食物は強い酸性の胃液で滅菌・消毒される。胃の筋肉の複雑な運動によって粥状になる。

▼

十二指腸

消化物は、胆汁や、膵液と混ぜ合わさって消化されて、小腸へ。

↖◀

小腸

小腸は消化・吸収の9割を担う。栄養分の分解・吸収を行いながら、さらに消化を進める。消化物は蠕動運動で大腸へ。

▼

大腸

消化物は、回盲部を通って、結腸へ送られる。小腸で消化されなかった内容物も、大腸の腸内細菌によって分解され、消化される。

▼

肛門

直腸が便を押し出すと、括約筋が押し開けられ、便が外に出る。

大腸が不要物を便にして排泄

回盲部から押し出された消化物は、蠕動運動によって上行結腸→横行結腸→下行結腸→S状結腸へと進み、便になる。

腸管粘膜に炎症が起こると炎症性腸疾患に

前項で述べたとおり、小腸、大腸ともに、消化・吸収・排泄という重要な役割を担っているため、その腸管粘膜にはさまざまな機能が備わっています。そのため、腸になんらかの異常が生じると、消化・吸収・排泄のプロセスに支障をきたし、腹痛や下痢のほか、全身にさまざまな障害が生じます。

腸の異常＝腸疾患は、いくつかのタイプに大別できます。そのなかでも腸管粘膜に起きた炎症が原因で腸の機能低下を招くのが、「炎症性腸疾患」です。潰瘍性大腸炎とクローン病は、これにあたります。

炎症性以外の腸疾患

腸の異常によって起こる病気には、炎症性腸疾患以外に、次のタイプがあります。

●機能性腸疾患

最も身近な腸の病気といえば、便秘症や下痢症でしょう。「ストレスでおなかが緩くなった」「緊張続きで便秘気味」などはよく聞く話です。このような排便トラブルがあって検査を受けても、腸自体には異常（病変）が見つからないものを「機能性腸疾患」といいます。腹痛や、下痢・便秘をくり返す「過敏性腸症候群」はその代表です。

●腫瘍性腸疾患

大腸ポリープや大腸がんなどの腫瘍（できもの）を指します。大腸ポリープには、がん化するものと、しないものがありますが、いずれも初期は無症状です。

●腸管の形状変化による疾患

腸が狭くなったり、塞がったり、ねじれたりすることで発症する腸閉塞や腸捻転などを指します。多くは、ほかの腸疾患の二次的症状として起こります。原疾患によっては、肛門や肛門周囲に痔瘻《じろう》や*瘻《ろう》孔《こう》を生じることもあり、これらも腸管の形状変化に含まれます。

用語解説　瘻孔　炎症などによって粘膜や臓器の組織にあいた穴。

腸疾患の４つのタイプ

1

炎症性腸疾患（IBD）

腸管粘膜に炎症が起こり、腸の働きが低下する。ただれたり、潰瘍が生じると出血しやすくなり、血便や粘血便などの症状も。細菌やウイルスによる感染や薬剤の影響など、炎症の原因がはっきりしているものと、原因不明のものがある。

なお、炎症性腸疾患は英語「Inflammatory Bowel Disease」の頭文字をとってＩＢＤという略称で呼ばれている。

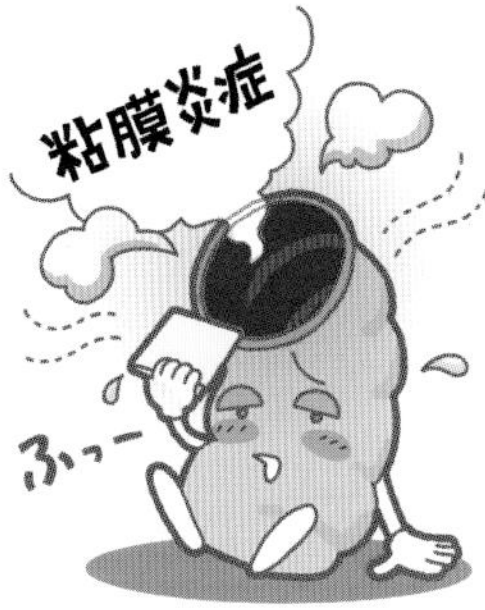

- 感染性腸炎
- 薬剤性腸炎
- 潰瘍性大腸炎
- クローン病

など

その他の腸疾患

2

機能性腸疾患

下痢や便秘、腹痛などの症状があるが、検査をしても腸に異常は見つからない。なんらかのストレスが発症に強く影響すると考えられている。

- 下痢症
- 便秘症
- 過敏性腸症候群

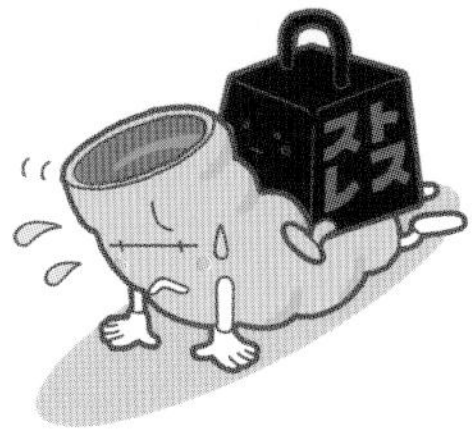

3

腫瘍性腸疾患

腸管粘膜にがんやポリープなどの腫瘍ができる。いずれも大腸に多く発症する。初期は無症状だが、早期なら大腸内視鏡術で切除できる。

- 大腸ポリープ
- 大腸がん
- 大腸ポリポーシス

など

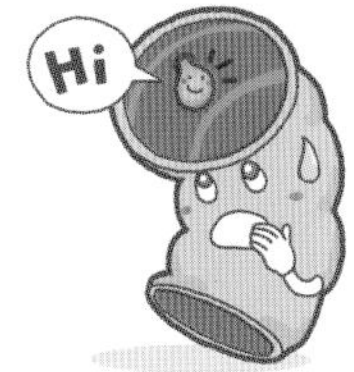

4

腸の形状変化による疾患

形状変化にはいくつかの種類があるが、炎症や腫瘍、開腹手術後の腸の癒着などによって二次的に現れることが多い。激しい痛みを伴うことがあり、救急搬送されるケースも珍しくない。

- 腸閉塞
- 腸捻転
- 腸憩室　など

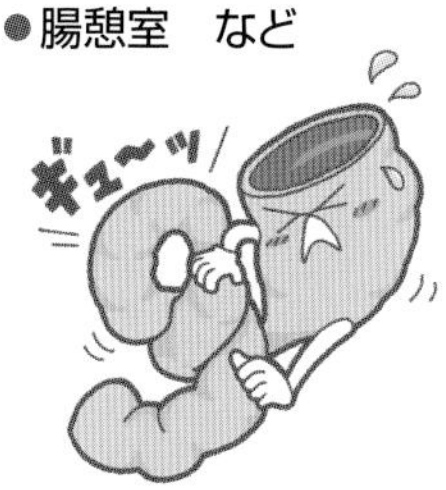

潰瘍性大腸炎とクローン病は原因が不明

炎症性腸疾患は、炎症の原因がはっきりしているものと、原因不明のものに大別できます。

潰瘍性大腸炎とクローン病は、原因不明のものの代表で、一般に「炎症性腸疾患」といった場合、この2つを指します。

詳しくは後述しますが、両疾患とも、発症には免疫の異常反応がかかわっていると考えられています。どちらも、腸管に生じた炎症が強くなったり、落ち着いたりをくり返しながら慢性的に経過する点は共通しています。原因が不明で治療法が確立されていないため、国の「指定難病」(36頁参照)になっています。

とはいえ、両疾患の炎症部位や範囲、炎症の種類や程度などは異なるため、診断に必要となる検査、経過観察や治療、生活療法は、それぞれに応じた方法で行われます。

原因が明らかな炎症性腸疾患とは

なお、次の炎症性腸疾患は原因が判明しています。

●感染性腸炎

よく知られているのが細菌やウイルスなどの病原性微生物によるものです。肉が感染源のサルモネラ、カンピロバクターによる食中毒、結核菌による腸結核もあります。また、ノロやロタなどのウイルスによる腸炎も一時的に流行することがあります。

●薬剤性腸炎

薬の影響で起こる腸炎です。たとえば、抗生剤による場合、薬の抗菌作用によって常在している腸内細菌まで死滅するなどして炎症を引き起こす菌に対する抵抗力が低下し、腸管粘膜に炎症が起こるというものです。

●虚血性大腸炎

腸間膜動脈の末梢血管の血流が障害されて、大腸の粘膜にびらん*や潰瘍*、壊死などが起こります。

用語解説

びらん　粘膜の表皮が、ただれた状態のこと。

潰瘍　深い部分にまで傷つき、粘膜がはがれて、えぐられた状態。

炎症性腸疾患の分類

広い意味での「炎症性腸疾患」は2つに大別できる。

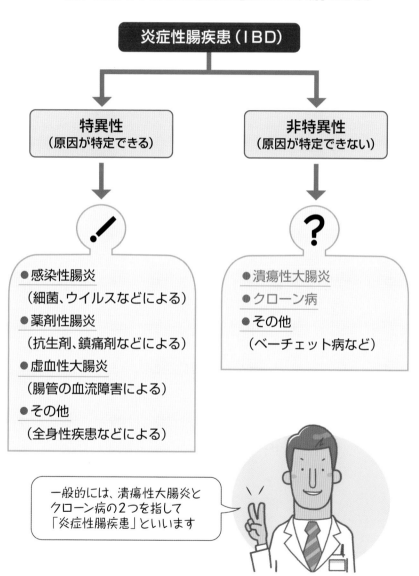

炎症性腸疾患（IBD）

特異性
（原因が特定できる）

！

- 感染性腸炎
（細菌、ウイルスなどによる）
- 薬剤性腸炎
（抗生剤、鎮痛剤などによる）
- 虚血性大腸炎
（腸管の血流障害による）
- その他
（全身性疾患などによる）

非特異性
（原因が特定できない）

？

- 潰瘍性大腸炎
- クローン病
- その他
（ベーチェット病など）

なぜ原因不明の炎症が起こるのか？

免疫の異常反応が関係

近年、腸は消化・吸収・排泄のためだけの臓器ではなく、免疫や神経伝達にかかわる高度で複雑な機能を備えていることが知られるようになりました。

潰瘍性大腸炎もクローン病も、特定の原因は解明されていませんが、遺伝的素因や環境因子を背景に、腸管免疫や腸内細菌叢《そう》*（腸内細菌の分布）に異常が起こることで、発症すると考えられています。

腸管免疫とは、腸に備わった免疫機能のことです。体内にありながら日々、飲食物に含まれる有害物質の危険にさらされている消化管には、それらを排除する免疫機能が備わっています。特に、腸の粘膜には多くの免疫細胞が集まっており、有害・無害を監視・対応しています。炎症や下痢などの症状が現れるのは、免疫細胞が有害物質を排除するために闘っているからです。

有害物質をうまく排除できると、免疫細胞は闘いを終了し、炎症はおさまりますが、免疫の働きに異常が起きると、免疫細胞の活性と抑制のバランスが崩れ、有害ではないものに対して過剰に反応したり、攻撃をやめなかったりするために、炎症がおさまらなくなります。これが、潰瘍性大腸炎やクローン病の原因のひとつと考えられているわけです。

また、腸内細菌のバランスが、腸管免疫の働きに強く影響することもわかっています。腸内細菌には、ビフィズス菌や乳酸菌などの善玉菌、ウェルシュ菌などの悪玉菌、多いほうに傾く日和見菌《ひよりみ》があり、常にせめぎ合っています。悪玉菌にもたんぱく質を分解する役割があるため、ゼロにはできません。重要なのは腸内細菌叢のバランスで、善玉菌優位を保てると、免疫細胞の活性・抑制のバランスも整います。

用語解説

腸内細菌叢　腸内細菌が種類ごとに群れを作っている様子のこと。花畑に似ていることから、腸内フローラともいう。善玉菌２：悪玉菌１：日和見菌７が理想の割合。

免疫異常が炎症を長引かせる

免疫機能は、体内に侵入（または発生）した有害物質を排除する防衛システム。主に白血球のリンパ球、顆粒球、マクロファージなどが連係して働く。

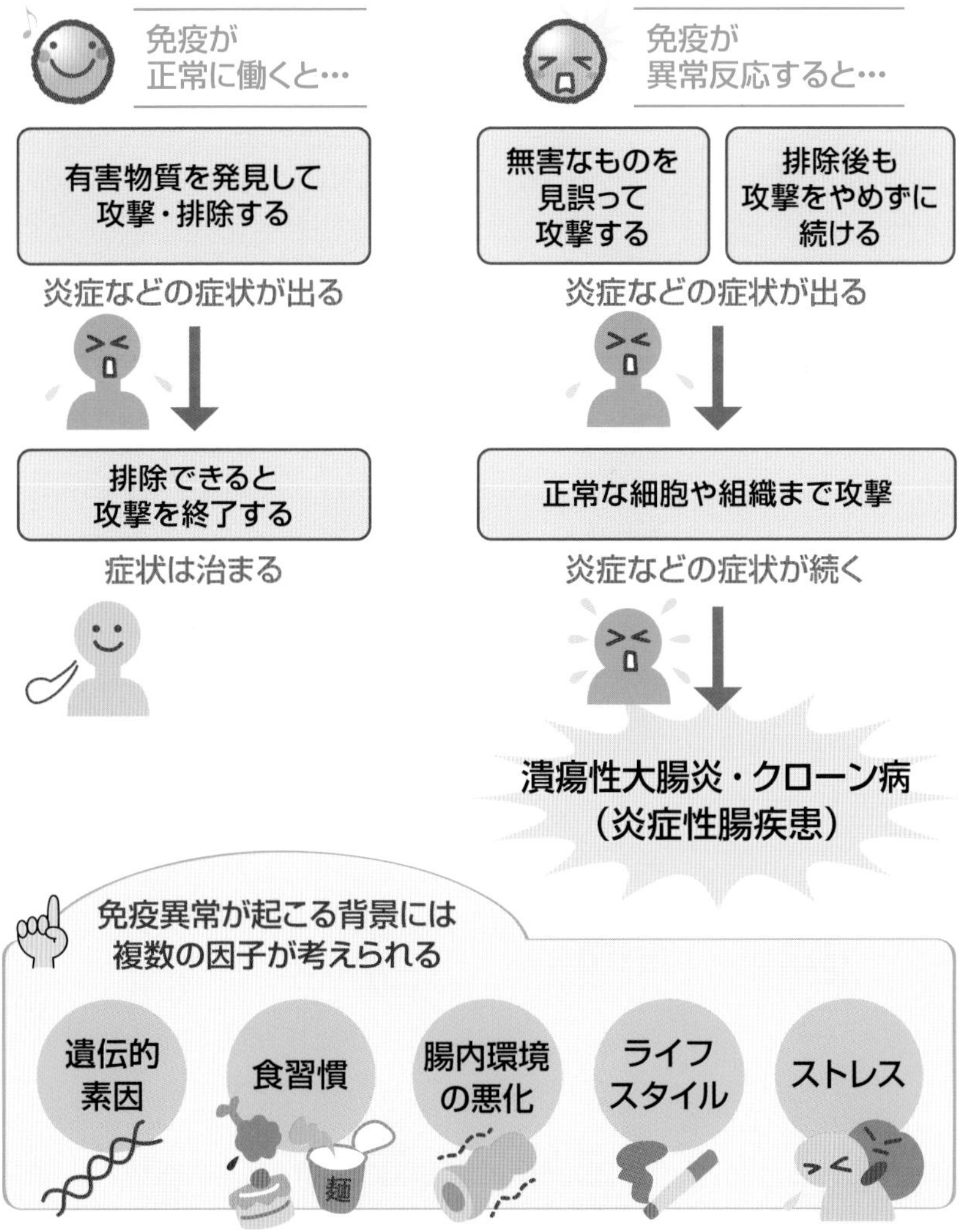
免疫が
正常に働くと…
有害物質を発見して
攻撃・排除する
炎症などの症状が出る
排除できると
攻撃を終了する
症状は治まる
免疫が
異常反応すると…
無害なものを
見誤って
攻撃する
排除後も
攻撃をやめずに
続ける
炎症などの症状が出る
正常な細胞や組織まで攻撃
炎症などの症状が続く
潰瘍性大腸炎・クローン病
（炎症性腸疾患）
免疫異常が起こる背景には
複数の因子が考えられる
遺伝的
素因
食習慣
麺
腸内環境
の悪化
ライフ
スタイル
ストレス

IBD患者は増え続けている

潰瘍性大腸炎もクローン病も、かつては先進国の欧米人に多く見られる腸疾患で、1970年代は日本人では稀な病気でした。両疾患とも、国の医療費助成制度の対象となる「指定難病」（36頁参照）になっており、特定医療費受給者証所持者数が公表されています。それによると、1980年代に入ってから日本でも増えはじめ、その後の30年間で10倍を超えるようになりました。

2014年に厚労省調査班が実施した患者数の疫学調査によると、潰瘍性大腸炎が約22万人、クローン病が約7万人。その後も増加は続いていると推定されます。

これは、潰瘍性大腸炎やクローン病などに対する認知度が高まったことや、内視鏡などの検査機器の進歩により確定診断がつきやすくなったことも、患者数の増加につながっていると考えられます。

実は、炎症性腸疾患に限らず、過敏性腸症候群や大腸ポリープ、大腸がんなど、腸の病気を発症する人は増えています。その背景には、食生活の欧米化に加え、運動不足、働き方、ストレスの増加など、生活習慣全般の変化があげられます。

発症のピークは若い世代

潰瘍性大腸炎もクローン病も、性別、年齢に関係なく発症しますが、どちらも10歳代後半から30歳代前半の若い人に多く見られます。特にクローン病は、10歳代から20歳代が発症のピークになっています。両疾患とも、慢性的に経過するため、学業、仕事、結婚、出産などのライフイベントに影響することがあります。

しかし、適切な治療を受けることで、症状を抑えながらよい状態を保っていけるので、患者の高齢化に伴い、全世代にわたって患者数が増えると予測されています。

潰瘍性大腸炎、クローン病の患者数

国の難病医療費助成制度による医療費受給者証の交付件数を見ると、両疾患ともに患者数は増加している。

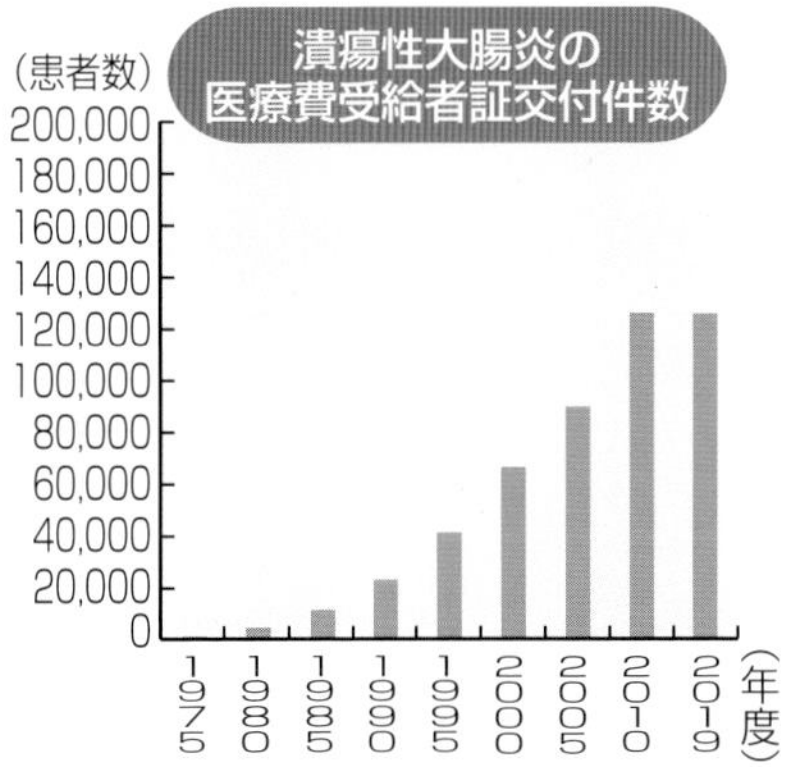

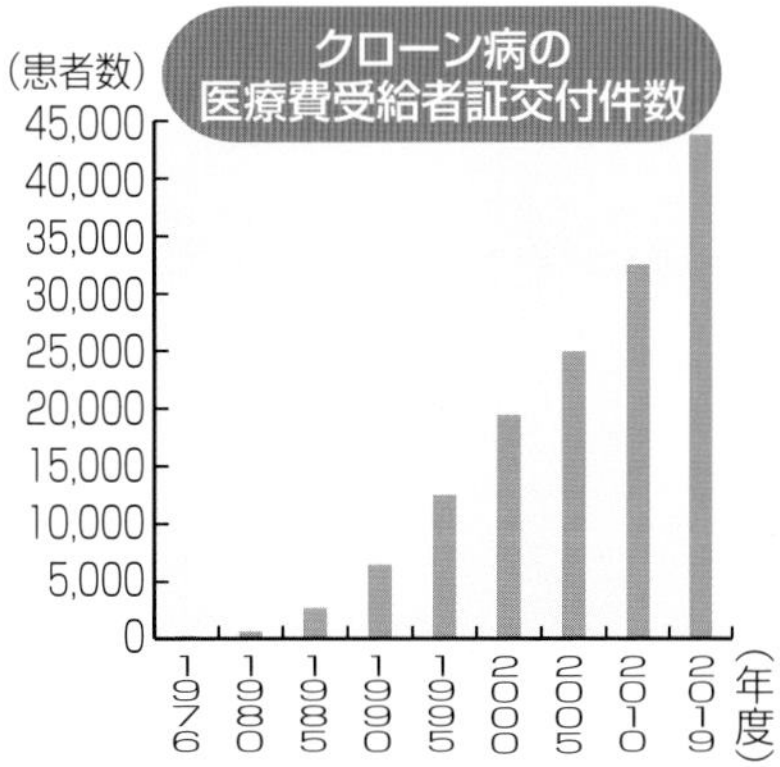

厚生労働省難病情報センターホームページより作成

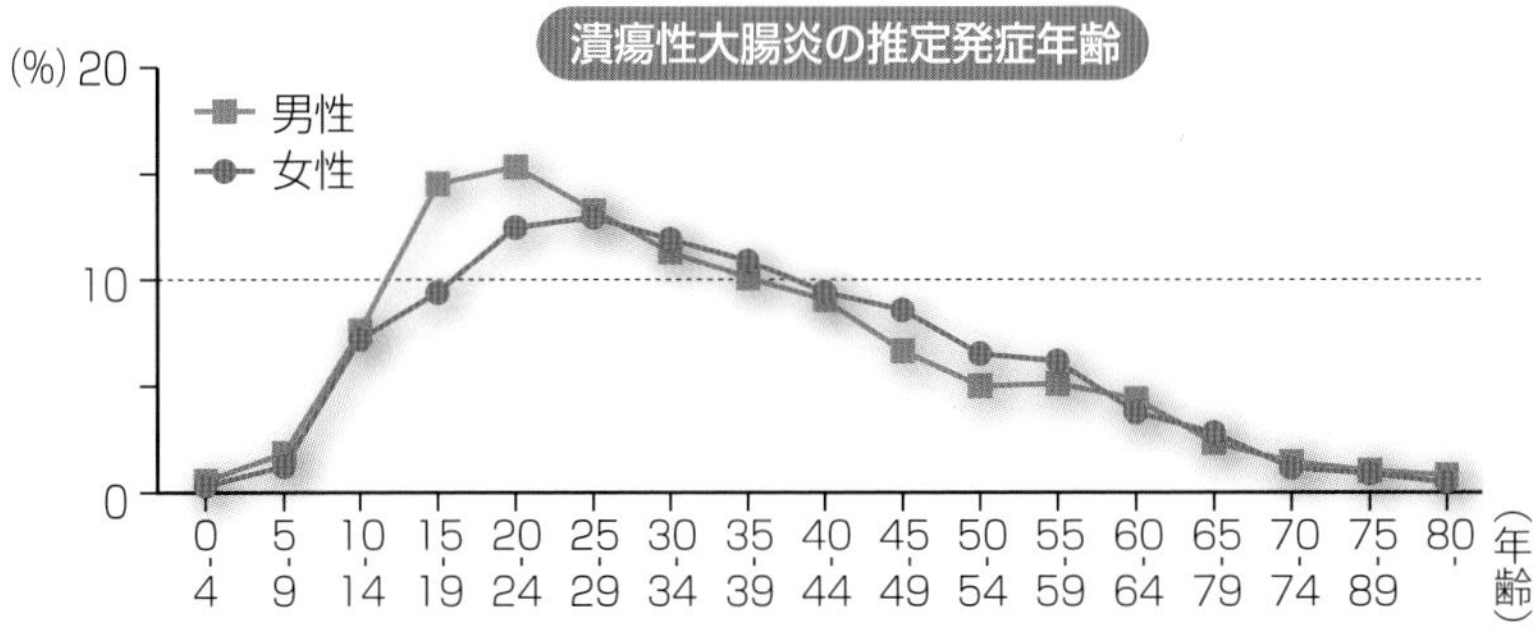

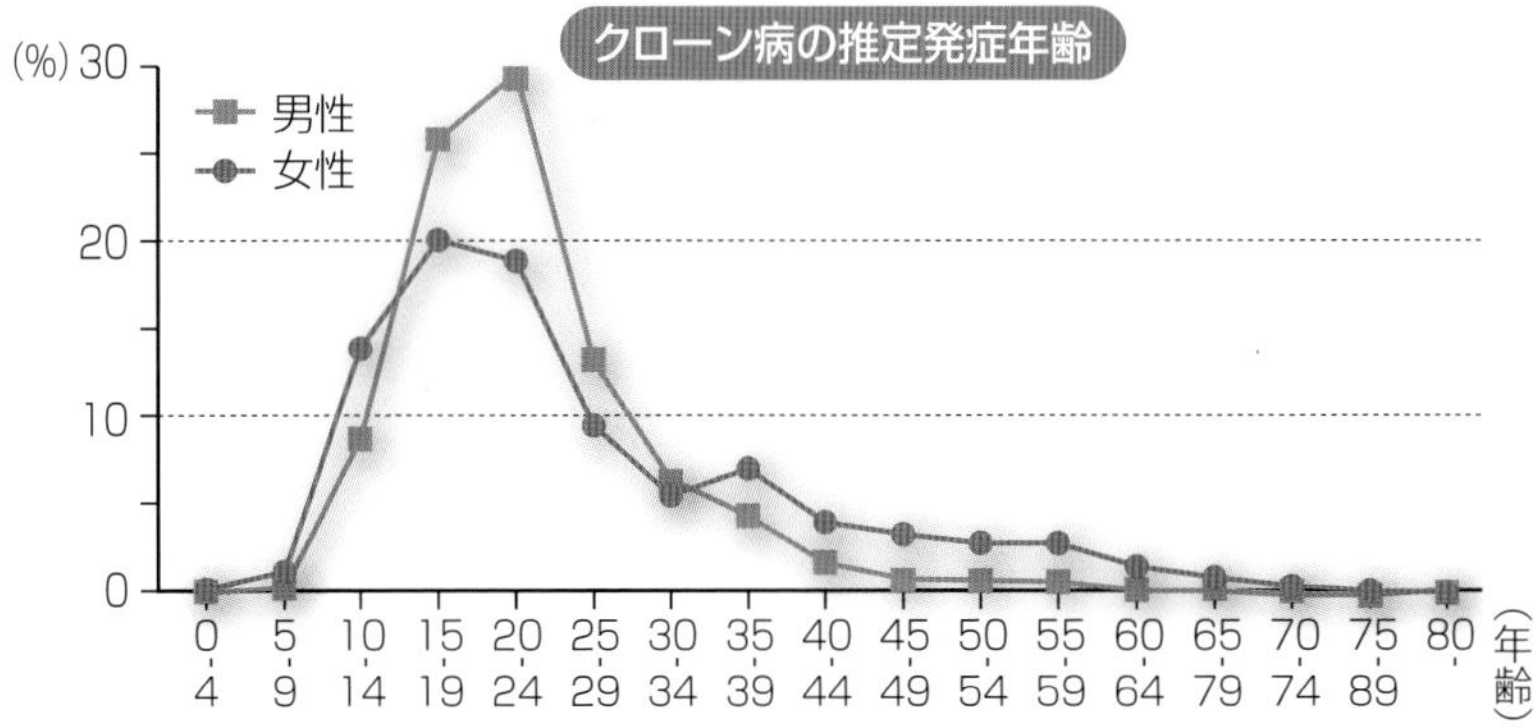

厚生労働省難病情報センターホームページより作成

潰瘍性大腸炎の特徴とは？

炎症が直腸から大腸全体に広がる

潰瘍性大腸炎（ulcerative colitis:UC）の炎症は、肛門に近い直腸に始まり、大腸全体へと広がっていくのが特徴です。しかし、大腸以外の腸管に広がることはありません。主な症状は、頻繁な下痢や腹痛で、びらん（ただれ）や潰瘍（粘膜のはがれ）から出血すると、血便や粘血便も見られます。体重減少、貧血などの全身症状のほか、皮膚や眼、関節など腸以外に症状が出ることもあり、これを「腸管外合併症」（34頁参照）といいます。

炎症が起こった腸を大腸内視鏡で見ると、粘膜が腫れぼったくなっており、本来なら透けて見える細い血管が見えません。びらんや潰瘍ができると、粘液が白っぽい膜のようになって、粘膜表面に貼りついたように見えます。

よくなったり、悪くなったりをくり返す

潰瘍性大腸炎の症状はずっと続くわけではなく、多くの場合、よくなったり、悪くなったりしながら経過します(30頁参照)。炎症の状態に波があるため、定期的に経過観察を続けることが大事です。

炎症が起こっている部位、排便や血便の回数など症状の程度、病状の経過、それぞれによる分類が定められているので、これらに基づいて炎症の状態を把握し、適切な治療を続けていきます。

治療の中心は、薬物療法（74頁参照）ですが、重症化した場合は、大腸摘出手術が必要になることもあります。しかし、多くは軽症で、薬物療法と生活療法（4章・5章参照）を継続して、症状を抑えながらよい状態を保つことができるので、普通の生活を送れます。

潰瘍性大腸炎の炎症範囲

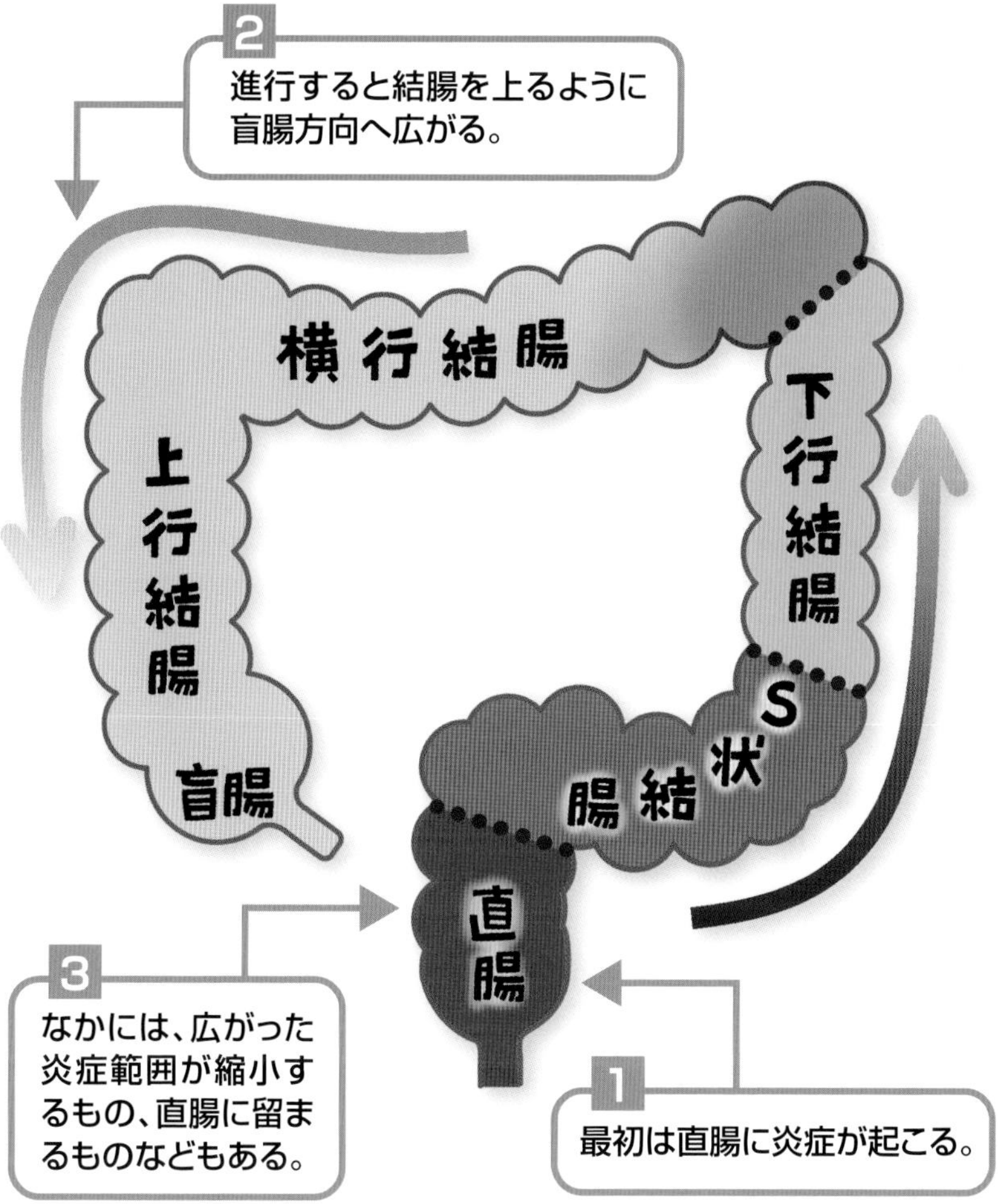
2
進行すると結腸を上るように
盲腸方向へ広がる。
横行結腸
上行結腸
下行結腸
盲腸
S状結腸
直腸
3
なかには、広がった
炎症範囲が縮小す
るもの、直腸に留ま
るものなどもある。
1
最初は直腸に炎症が起こる。

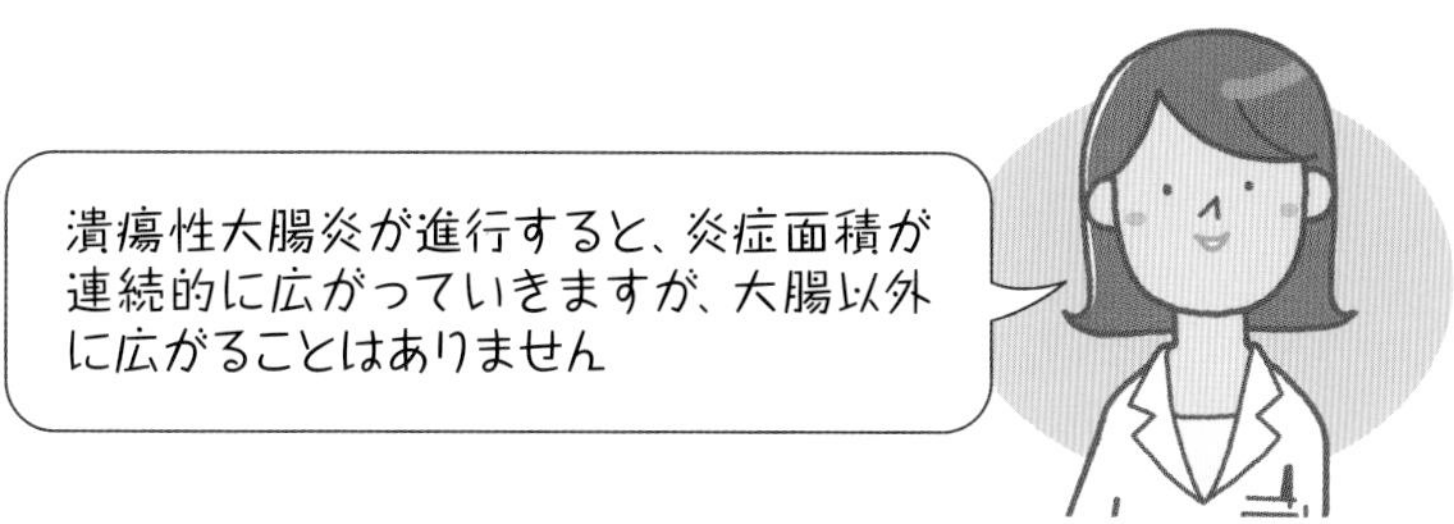
潰瘍性大腸炎が進行すると、炎症面積が
連続的に広がっていきますが、大腸以外
に広がることはありません

クローン病の特徴とは？

消化管のどの部分にも炎症が起こる

クローン病（Crohn's disease:CD）の炎症は、潰瘍性大腸炎のように大腸に限定されません。口から肛門まで、消化管のあちこちに点々と発生するのが特徴です。炎症部位で多いのは小腸、大腸です。なかでも、小腸から大腸につながる回盲部《かいもう》に多く発生します。また、裂肛《れっこう》（切れ痔）、肛門周囲膿瘍、痔瘻《じろう》などの肛門病変も炎症の一つです。

主な症状は、潰瘍性大腸炎と同様、腹痛や下痢ですが、痔などの肛門病変も見られます。炎症が小腸に起こると消化・吸収が妨げられ、体重減少（小児では成長障害）、貧血などの全身症状も現れます。また、原因が特定しにくい不明熱《ふめいねつ》、関節や皮膚、眼などに腸管外合併症（34頁参照）が出ることで炎症がわかることもあります。

必要に応じて栄養療法も併用する

炎症部位や炎症のタイプによる分類（71頁参照）に基づいて、薬物療法、外科的療法など適切な治療を行います。消化・吸収機能が著しく低下した場合には、栄養療法（88頁参照）も併用されます。ただし、炎症が粘膜の深いところに及ぶと、腸に穴があく穿孔《せんこう》や瘻孔《ろうこう》、腸が狭くなる狭窄などが起こることがあり、その場合は、外科的手術が必要になります。とはいえ、治療薬の進歩により、薬物療法で、腸の働きを維持できるケースが増えています。

大腸内視鏡で炎症部位を見ると、＊敷石像《しきいしぞう》と呼ばれる炎症性の変化や、縦走潰瘍と呼ばれる縦に長い潰瘍が見られます。また、小腸の炎症を確認するために、特殊な内視鏡やＭＲＩ検査、ＣＴ検査なども行われます。

用語解説

敷石像　潰瘍と潰瘍の間の粘膜に、丸い石を敷き詰めたように、ポコポコと半球状の膨らみが現れた状態。

クローン病の炎症部位

消化管全体のどこにでも炎症が起こりうる。同時に2ヵ所以上に、つながりのない（非連続性）単独の炎症ができる。

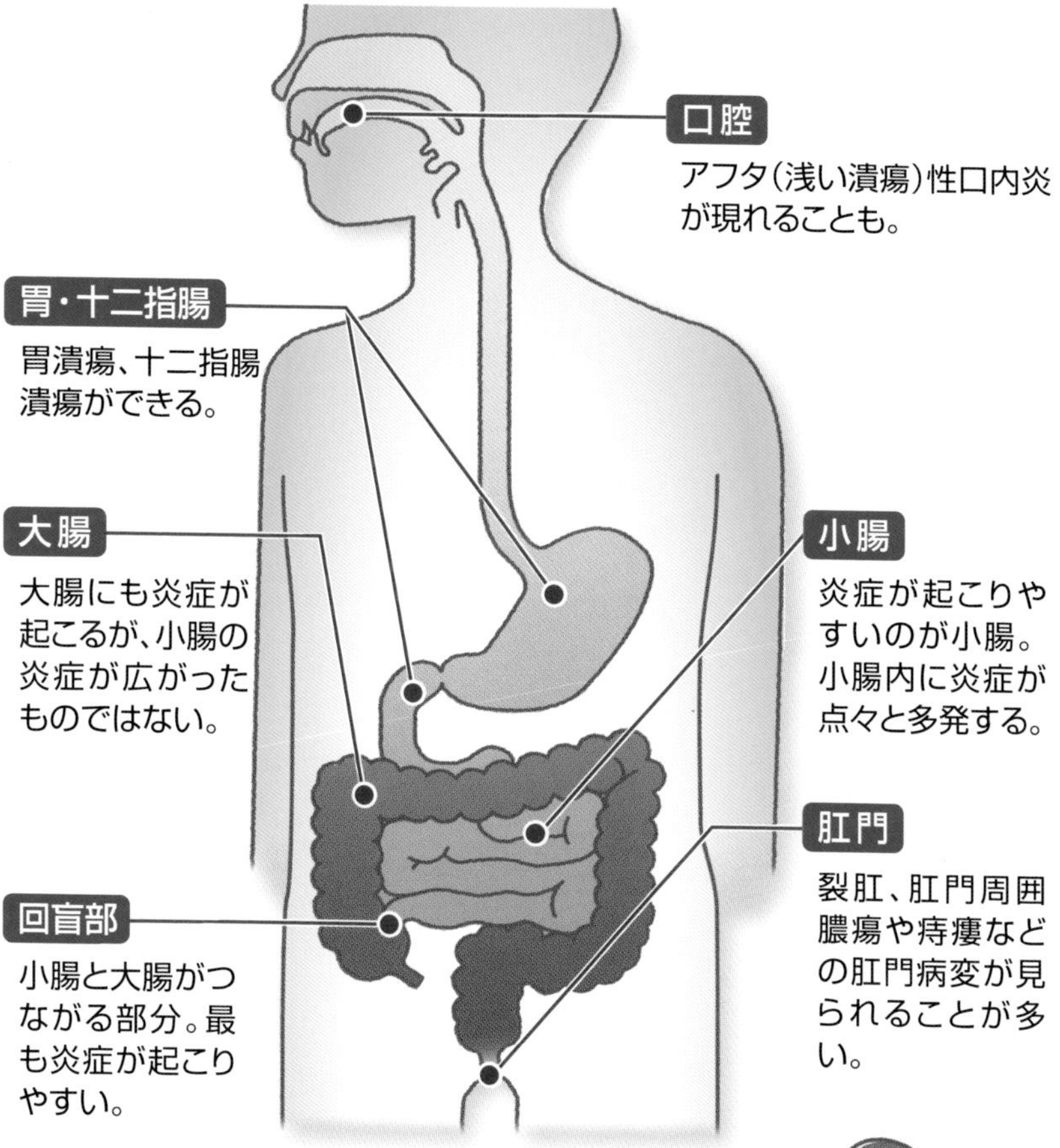
口腔
アフタ（浅い潰瘍）性口内炎が現れることも。
胃・十二指腸
胃潰瘍、十二指腸潰瘍ができる。
大腸
大腸にも炎症が起こるが、小腸の炎症が広がったものではない。
小腸
炎症が起こりやすいのが小腸。小腸内に炎症が点々と多発する。
回盲部
小腸と大腸がつながる部分。最も炎症が起こりやすい。
肛門
裂肛、肛門周囲膿瘍や痔瘻などの肛門病変が見られることが多い。

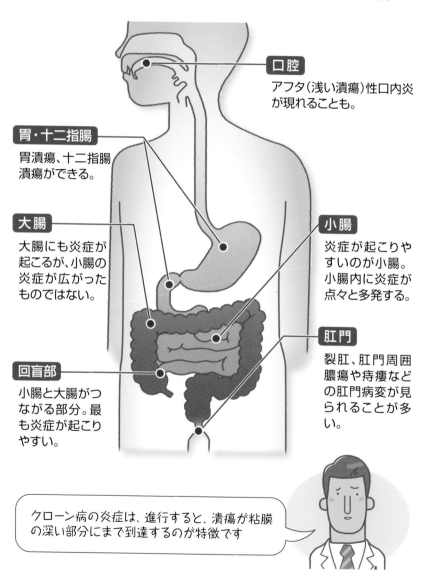

クローン病の炎症は、進行すると、潰瘍が粘膜の深い部分にまで到達するのが特徴です

潰瘍性大腸炎・クローン病の症状

下痢と腹痛が共通の症状

日常的に経験する下痢や腹痛は、一時的なものでたいていは自然に治ります。細菌やウイルスなどによる感染性腸炎でも、病原体が死滅したり、排泄されたりすることで、症状が治まってくるのが一般的です。

ところが、潰瘍性大腸炎やクローン病の場合、頻繁に下痢が起こったり、下痢が何日も続いたり、いつまでも腹痛が治まらなかったりします。

加えて、潰瘍性大腸炎では、血便（血液が付着した便）や粘血便（血液の混じった粘液便）も多く見られます。これは、腸管粘膜に生じたびらん（ただれ）や潰瘍（粘膜のはがれ）から出血しているために起こります。

クローン病では、発熱と肛門病変も多く見られます。肛門病変とは、肛門が切れたり（裂肛《れっこう》）、肛門の内側に膿がたまったり（肛門周囲膿瘍）、それが破れて肛門の外につながるトンネルができたり（痔瘻《じろう》）する、痔全般を指します。

潰瘍性大腸炎もクローン病も、症状がいったん軽快しても、ぶり返すのが特徴です。

炎症が長引くと体重減少や栄養障害も

粘膜の炎症が長く続くと、発熱や食欲不振、消化・吸収機能の低下などによって、体重の減少や栄養障害が生じてきます。

また、炎症部位からの出血が続けば、貧血、めまい、ふらつき、全身の倦怠感、意欲の低下などの症状が現れます。

これらの全身症状を改善するには、対症療法だけではなく、腸の炎症の適切な治療が必要です。

潰瘍性大腸炎とクローン病の症状

よく見られる症状

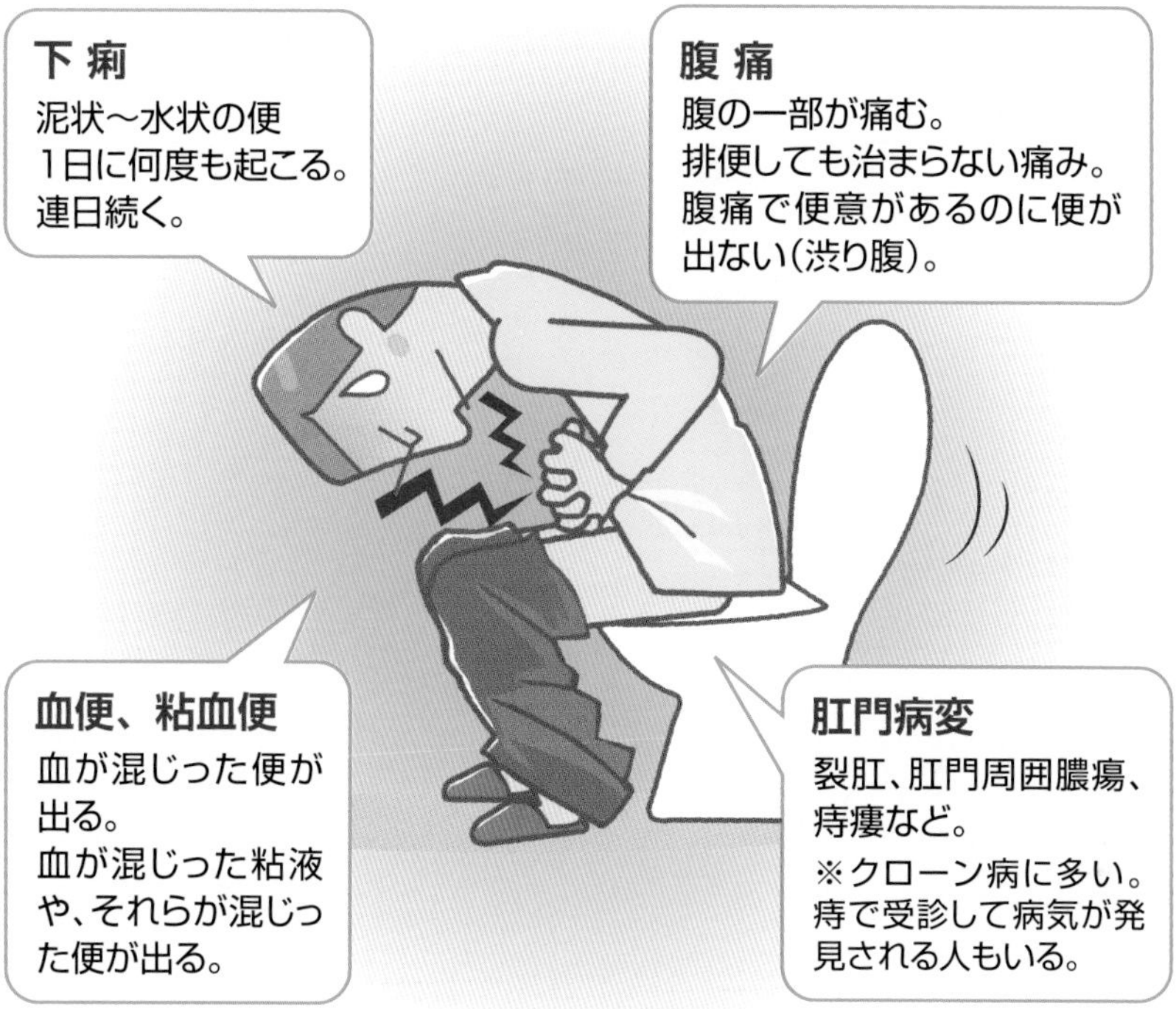
下 痢
泥状〜水状の便
1日に何度も起こる。
連日続く。
腹 痛
腹の一部が痛む。
排便しても治まらない痛み。
腹痛で便意があるのに便が出ない（渋り腹）。
血便、粘血便
血が混じった便が出る。
血が混じった粘液や、それらが混じった便が出る。
肛門病変
裂肛、肛門周囲膿瘍、痔瘻など。
※クローン病に多い。
痔で受診して病気が発見される人もいる。

長引くと現れる全身的な症状

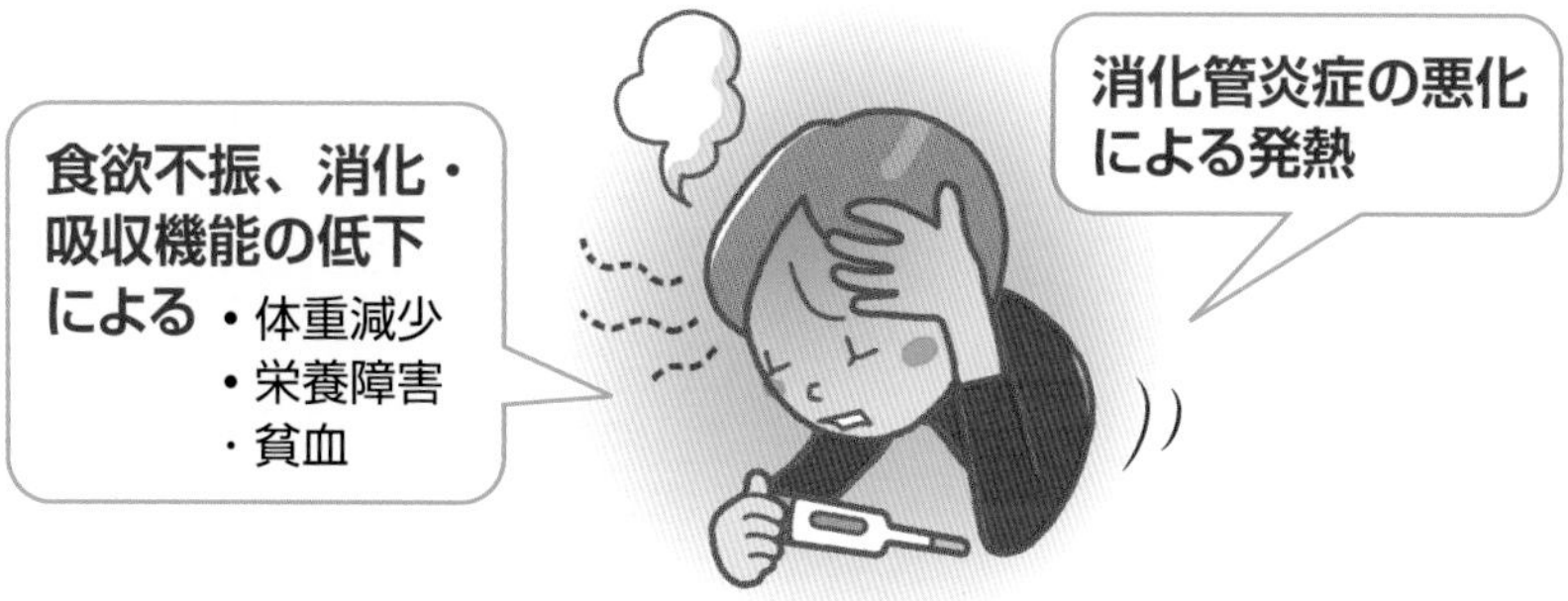
食欲不振、消化・吸収機能の低下による
・体重減少
・栄養障害
・貧血
消化管炎症の悪化による発熱

症状の経過には波がある

寛解と再燃をくり返す

潰瘍性大腸炎もクローン病も、炎症がひどくなったり、落ち着いたりをくり返しながら経過します。症状が強く出る時期を「活動期」、症状が治まって落ち着いている時期を「寛解期」といいます。また、いったん寛解期に入って、その後、症状がぶり返すことを「再燃」といいます。

病期は、一般的に血便や下痢などの症状が認められる「臨床的活動期」と、症状が落ち着き健康時と同じ状態の「臨床的寛解期」に分類されます。また内視鏡検査所見をもとに、びらんや潰瘍などを認める「内視鏡的活動期」と、炎症が治まった「内視鏡的寛解期」に分類することもあります。

経過には波があり、左ページのような例は典型例ですが、個人差があります。

再燃のくり返しは合併症のリスク

両疾患とも、寛解期に入っても、再燃することは少なくないので、なるべくよい状態を維持して再燃を防ぐことが重要になります。

何度も炎症をくり返したり、激しい炎症が長期間続いたりすると、下痢や腹痛、血便などの症状もさることながら、腸管粘膜の傷が治りにくくなるため、腸自体の損傷が大きくなります。

特に、クローン病で生じる潰瘍は、粘膜の深い部分にまで達するため、再燃のくり返しは腸自体のダメージに直結し、腸管合併症（32頁参照）を引き起こすリスクが高まります。

合併症を防ぐためにも、できるだけ炎症を長引かせずに寛解にもっていくこと、そして寛解を維持していくことが重要なのです。

症状には波がある

▼ 潰瘍性大腸炎（経過には4つのタイプがある）

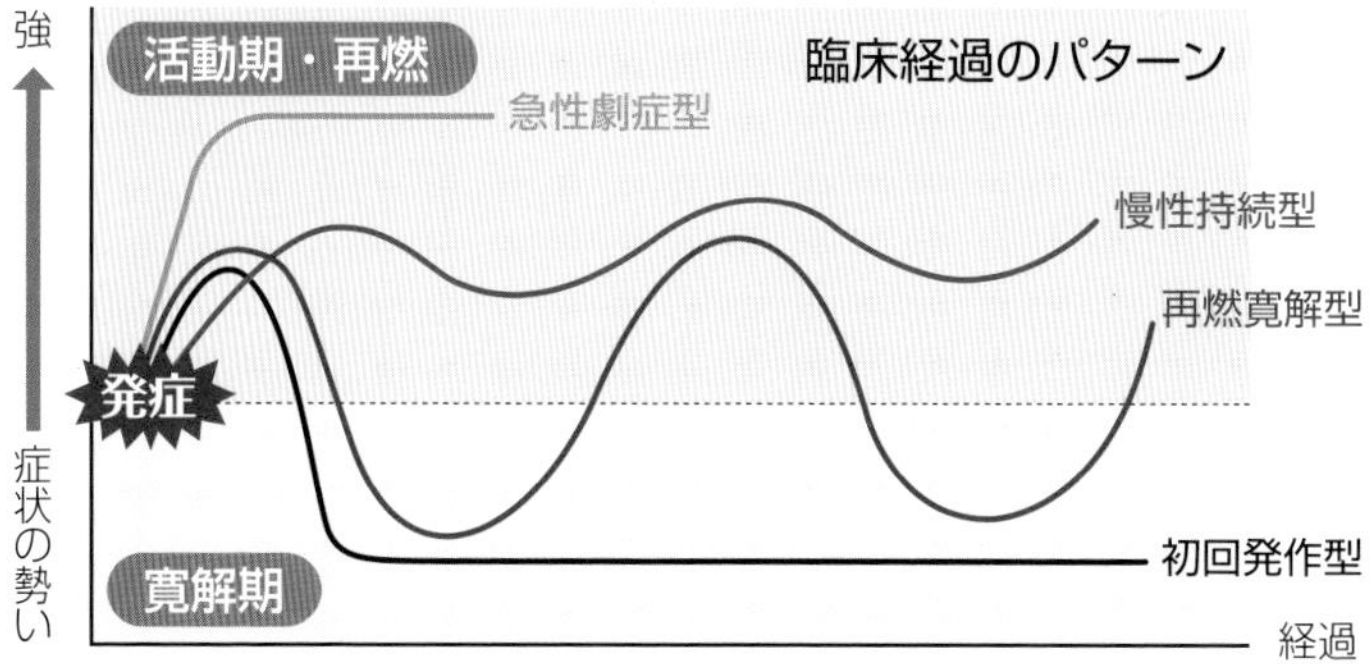
強
症状の勢い
活動期・再燃
臨床経過のパターン
急性劇症型
慢性持続型
再燃寛解型
発症
初回発作型
寛解期
経過

最も多いのは再燃寛解型で、全体の半数以上を占める。

臨床経過分類
- 再燃寛解型：寛解と再燃をくり返す
- 慢性持続型：発症後6ヵ月以上活動期が続く
- 急性劇症型：非常に激しい症状で発症
- 初回発作型：初回のみ発症、寛解後、再燃なし

▼ クローン病

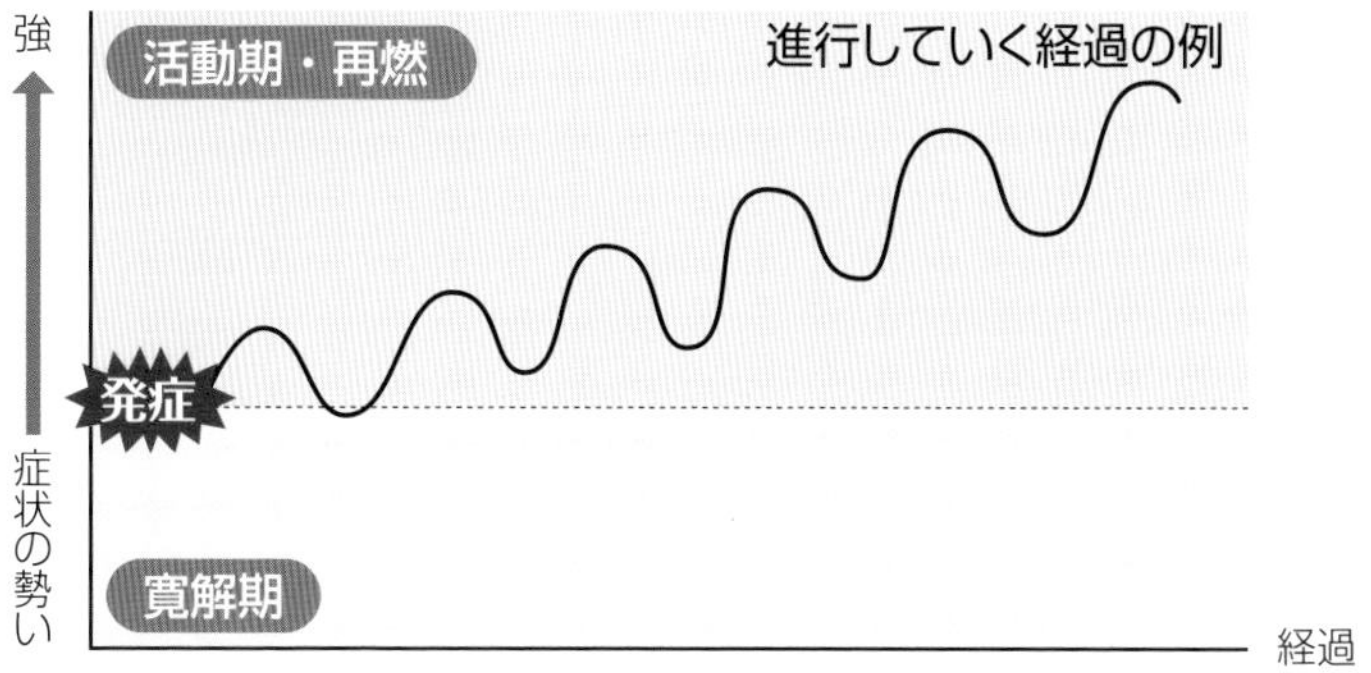
強
症状の勢い
活動期・再燃
進行していく経過の例
発症
寛解期
経過

再燃をくり返しながら、長期的には進行し、合併症のリスクが高まることがある。

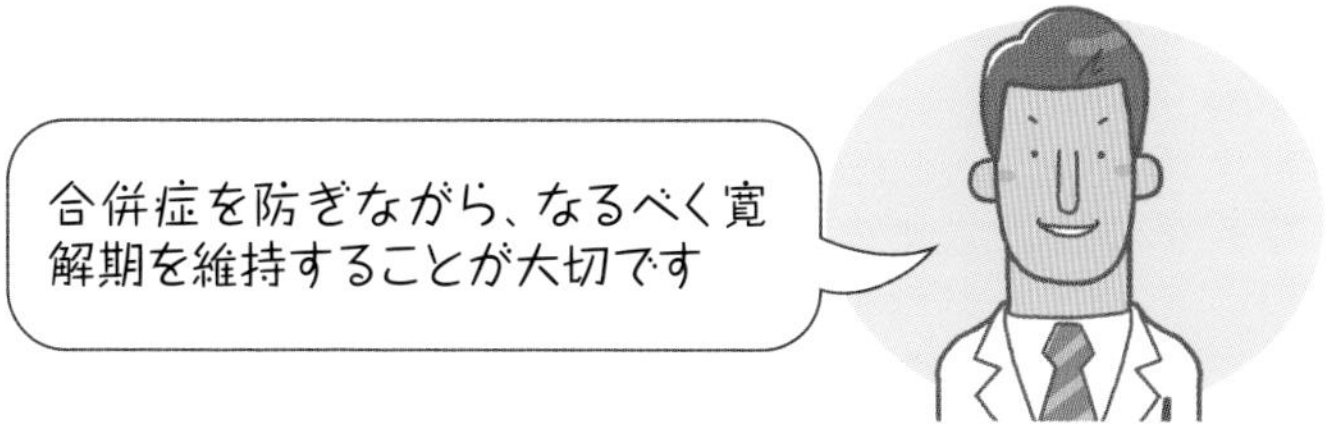
合併症を防ぎながら、なるべく寛解期を維持することが大切です

腸管に生じる合併症

炎症の悪化が腸自体を損傷する

潰瘍性大腸炎やクローン病では、炎症が強くなったり、何度もくり返したりするうちに、粘膜の損傷が進み、腸自体の変形を伴う合併症が起こることがあります。

なお、合併症にはいくつかタイプがあります。

まず、炎症のくり返しによって腸粘膜が瘢痕《はんこん》化（組織が線維化して厚くなる）し、腸管内腔が狭くなる「狭窄《きょうさく》」があげられます。そして狭窄により腸が詰まって内容物が通過できなくなるのが「閉塞《へいそく》」です。また、粘膜にできた潰瘍が深くなり、腸壁に達して孔《あな》があくのが「穿孔《せんこう》」、さらに腸管同士や腸と接しているほかの臓器や皮膚がトンネルでつながってしまうのが「瘻孔《ろうこう》」です。

このほか、膿がたまる「膿瘍《のうよう》」や「大量出血」、腸が異常に拡張する「中毒性巨大結腸症」*、まれに「大腸がん」や「肛門がん」が見られます。

いずれの腸管合併症も、手術（90頁参照）が必要になるケースが多く、病状によっては、緊急を要することもあります。

クローン病は腸管合併症が起きやすい

クローン病の場合、潰瘍性大腸炎と比較すると、腸管の形状を損なう合併症が起きやすいことが知られています。腸管の狭窄や瘻孔が多く見られるため、クローン病の疾患パターンは、狭窄と瘻孔の有無による分類が提唱されています（71頁参照）。

なお、クローン病では、肛門病変が生じることが多く、肛門周囲膿瘍が悪化して瘻孔が起きると、肛門の内側から皮膚の外側へ膿が排出される「痔瘻《じろう》」になります。

用語解説

中毒性巨大結腸症　強い炎症によって腸の動きがまひしてガスがたまり、腸管が異常に拡張する疾患。全身に中毒症状が起こるため、緊急手術が必要になる。

潰瘍性大腸炎・クローン病の主な合併症

狭窄《きょうさく》

炎症が長期に持続したり、反復されたりすることで腸粘膜が厚くなり、内腔の一部が狭くなった状態。

穿孔《せんこう》

炎症が粘膜層の深いところまで悪化し、腸に穴があく。大量出血を伴う場合も。

閉塞《へいそく》

炎症の反復により腸に狭窄が起き、ついに内腔が塞がってしまう状態。血行障害を伴う。

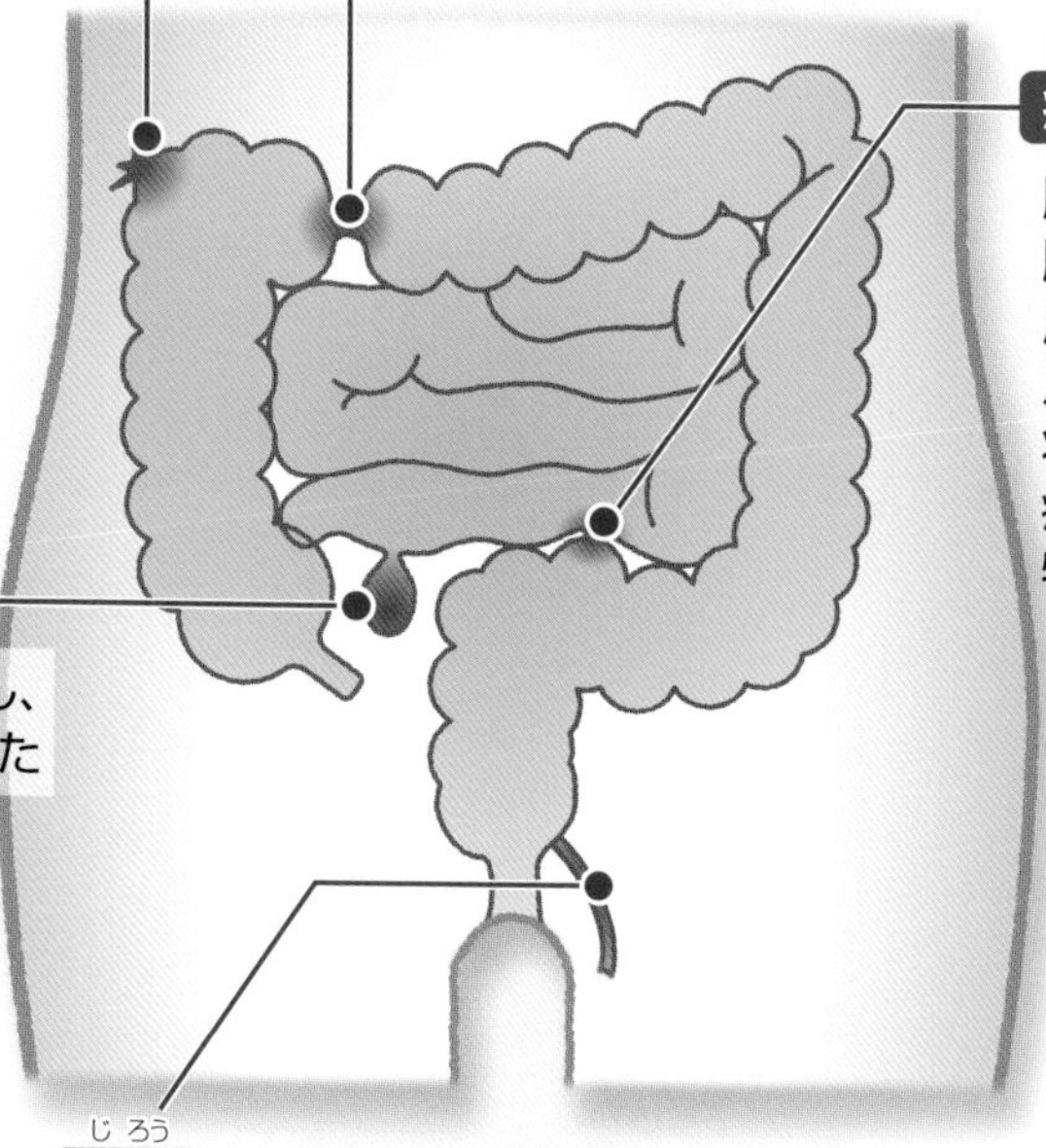

瘻孔《ろうこう》

腸と腸、または腸と他の臓器・皮膚がトンネルでつながる状態。クローン病の合併症の特徴。

膿瘍《のうよう》

炎症が化膿し、膿が貯まった状態。

痔瘻《じろう》

肛門周囲膿瘍からトンネルが形成(瘻孔)されて、膿が皮膚の外に出る状態。クローン病の合併症に多い。

腸管合併症には、慢性的に持続するものと、病状によっては緊急手術が必要になるものがある。

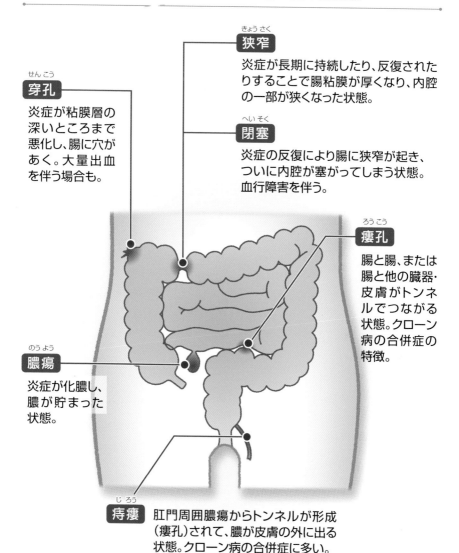

腸管以外に起こる合併症

皮膚症状や関節炎が現れる

意外かもしれませんが、潰瘍性大腸炎やクローン病の合併症には、腸とは関係のない部分に起こる腸管外合併症もあります。両疾患の発症には免疫の異常反応がかかわっているため、同じ背景をもつ症状が合併症として腸以外に現れることがあります。それらは、自己免疫疾患にも見られる症状です。

腸管外合併症に多い皮膚疾患には、結節性紅斑《けっせつせいこうはん》（皮膚が赤く円形に腫れて痛む）や、壊疽《えそ》性膿皮症《せいのうひしょう》（皮膚が化膿して潰瘍になる）があります。

関節炎の合併症では、手首、膝や足首などの関節に起こる腫れや痛みで、多くは自然に治ります。しかし、5ヵ所以上に多発すると治療に時間がかかります。仙腸関節（腰の中央にある仙骨と左右の腸骨の関節）に炎症が起こる強直性脊椎炎も知られています。なお、これらの関節炎は、関節リウマチとは無関係のものです。

このほか、目の合併症で多いのは、黒目の部分（虹彩《こうさい》）に炎症が起こる虹彩炎です。虹彩は、目に入ってくる光の量を調節する機能があるため、炎症が起こると、光がまぶしく、強い痛みを感じます。

腸管外合併症には、対症療法を行いながら、潰瘍性大腸炎やクローン病の治療を継続して、寛解にもっていくことが大事です。

潰瘍性大腸炎では大腸がんのリスクも

潰瘍性大腸炎の発症後、7〜8年を経過すると、大腸がんのリスクが高まるとされています。

下痢などの症状がなく、腸の炎症が落ち着いている寛解期にあっても、定期的に大腸内視鏡検査（48頁参照）を受けましょう。

主な腸管外合併症

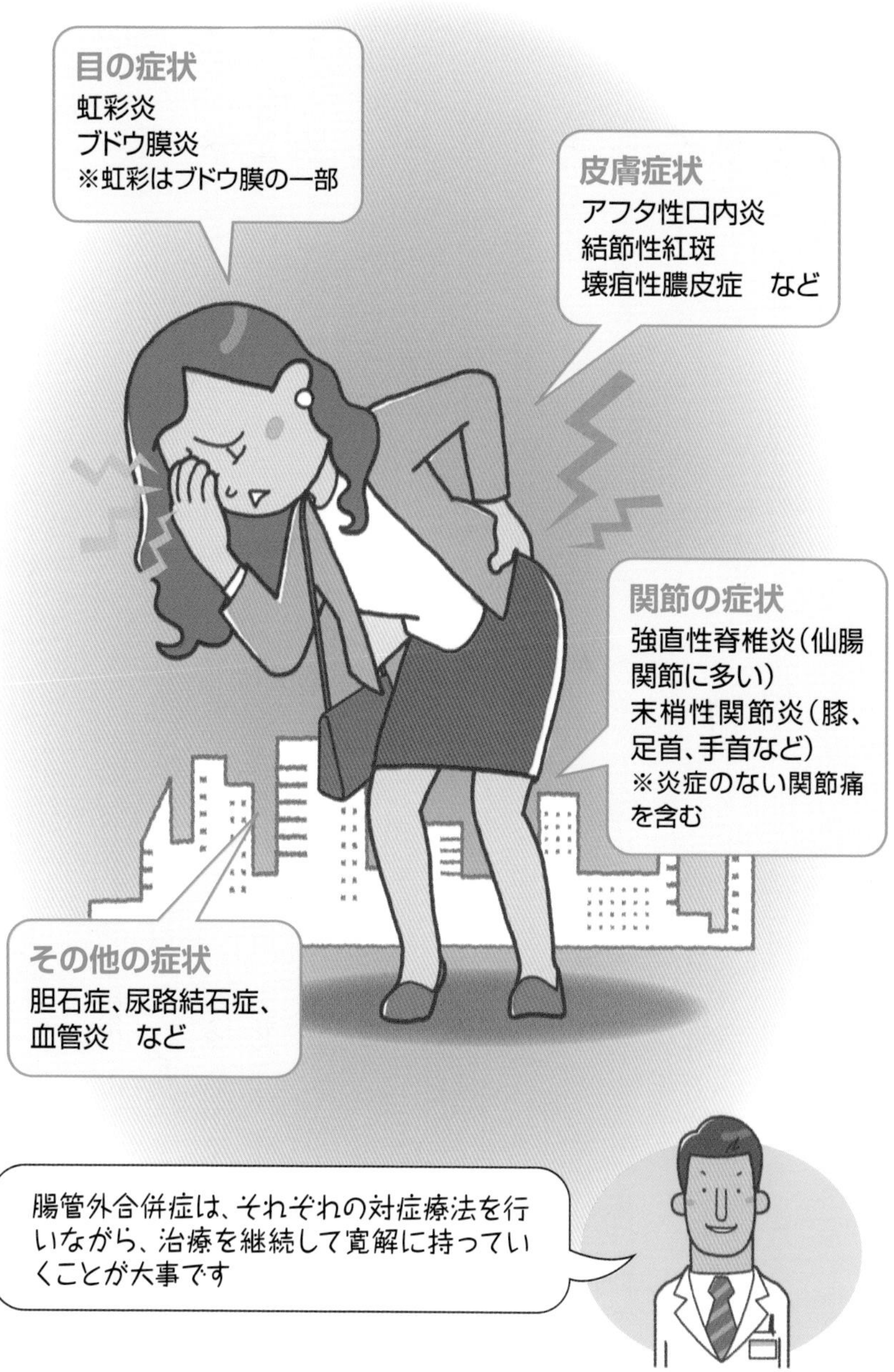
目の症状
虹彩炎
ブドウ膜炎
※虹彩はブドウ膜の一部
皮膚症状
アフタ性口内炎
結節性紅斑
壊疽性膿皮症　など
関節の症状
強直性脊椎炎（仙腸関節に多い）
末梢性関節炎（膝、足首、手首など）
※炎症のない関節痛を含む
その他の症状
胆石症、尿路結石症、血管炎　など
腸管外合併症は、それぞれの対症療法を行いながら、治療を継続して寛解に持っていくことが大事です

潰瘍性大腸炎とクローン病は指定難病

支援の対象となる病気

「指定難病」という言葉を聞いたことがありますか。「難病」とは、ひと言でいうと、原因不明で治療法が確立されていない疾患のことで、「指定難病」とは、国の難病対策による医療費助成などの対象となる疾病を指す法律用語です。潰瘍性大腸炎とクローン病は、「指定難病」になっています。

難病と聞くと「普通の生活を送れるのだろうか」と心配する人が多いですが、治療薬の進歩はめざましいものがあります。完治することがなくても、適切な治療を続けることで、普通に暮らしていくことは可能です。したがって、国の助成を活用しながら、しっかりと治療を続けていくことが大切です。

国では2014年より難病の調査研究や、難病患者の医療費助成に取り組んできましたが、当時対象となった難病は56疾病でした。より充実した対策にするための審議が重ねられ、2019年より新たな難病対策「難病の患者に対する医療などの法律」（通称：難病法）が施行されました。難病情報センター（厚生労働省）の指定難病一覧によると、2021年11月現在の疾病数は338となっています。

助成を受けるには申請が必要

国の医療費助成を受けるには、定められた手続きによる申請（152頁参照）が必要です。都道府県の審査を通過すると、医療費受給者証が交付されるしくみになっています。

2019年度の交付者数を見ると、最も多い指定難病はパーキンソン病ですが、次いで潰瘍性大腸炎となっています。クローン病も交付数の多い疾患で、上位5疾病に入ります。

国の「指定難病」とは？

難病とは

- 発病の原因が明らかになっていない
- 治療法が確立されていない
- 希少な疾病である
- 長期の療養を必要とする

指定難病とは　医療費助成の対象となる難病

- 患者数が日本において一定の人数に達しないこと
- 客観的な診断基準（それに準ずるもの）が確立していること

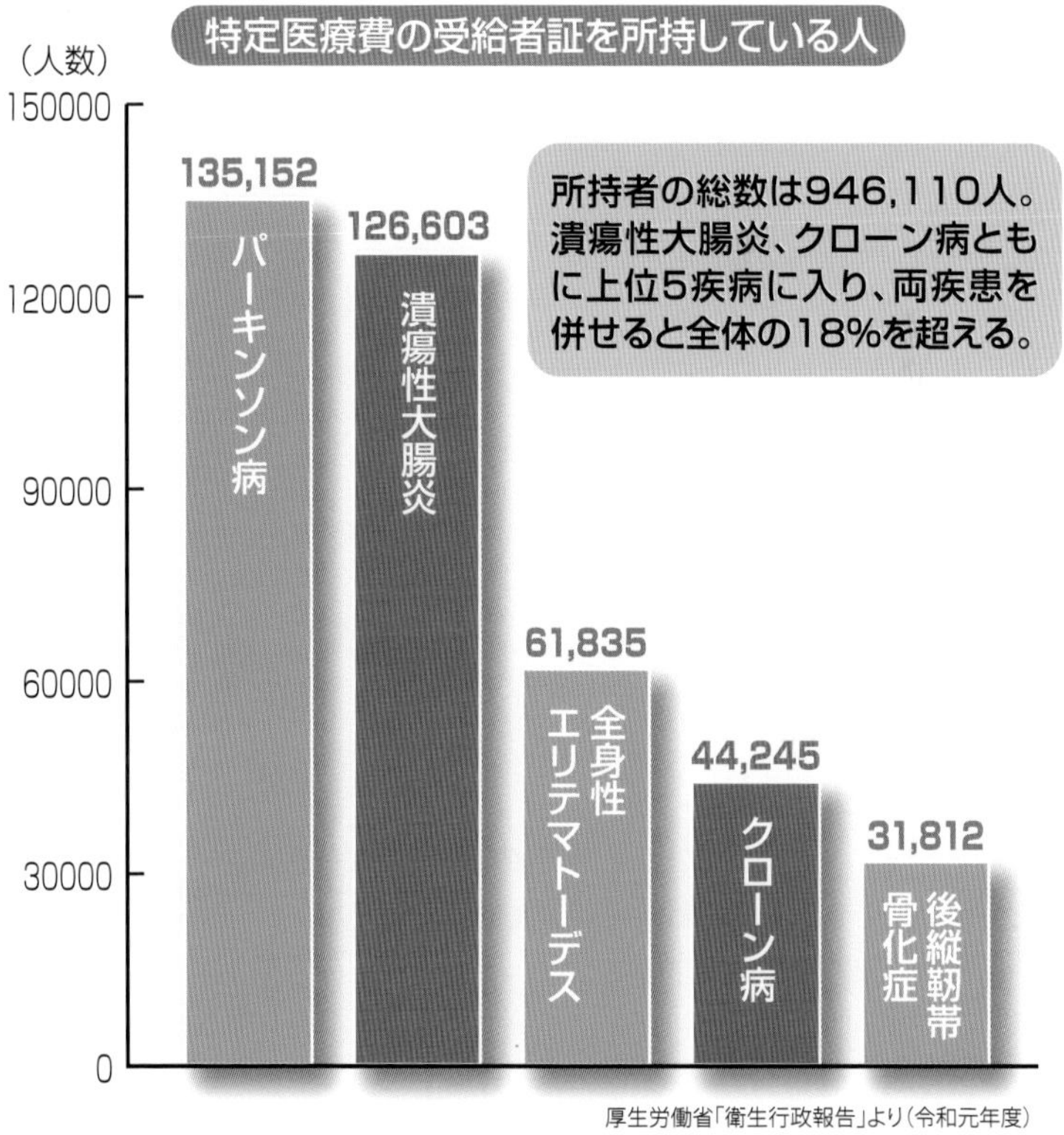
特定医療費の受給者証を所持している人
（人数）
150000
120000
90000
60000
30000
0
135,152
パーキンソン病
126,603
潰瘍性大腸炎
61,835
全身性エリテマトーデス
44,245
クローン病
31,812
後縦靭帯骨化症
所持者の総数は946,110人。潰瘍性大腸炎、クローン病ともに上位5疾病に入り、両疾患を併せると全体の18%を超える。

厚生労働省「衛生行政報告」より（令和元年度）

column

子どもの炎症性腸疾患（IBD）

炎症性腸疾患は青壮年期の発症が多いとされていますが、乳児期や小児期に発症することもあります。

子どもの炎症性腸疾患の治療で大切なのは、適切な治療法を続けて、症状が悪化する再燃を防ぎ、症状が落ち着く寛解を維持することです。特に成長障害には注意が必要です。長期間、寛解の状態を維持できれば、成長を妨げる障害や日常生活も問題ないでしょう。ただし、副腎皮質ステロイドなどの強力な治療薬を使う場合、成人の患者さん以上に副作用への配慮が必要です。また、クローン病で腸管の安静を保ちながら十分な栄養を得るには、食事療法（第４章参照）も大切な治療の柱となります。

医療の進歩によって、現在では多くの子どもが再燃せずに普通の生活を送れるようになりましたが、定期的な通院や服用は欠かせません。家族は、子ども自身が自分の病気を理解して主体的に治療を続けられるよう、サポートしていくことが重要です。

成人のＩＢＤとの違い

- **潰瘍性大腸炎**……大腸全体に炎症が広がりやすく、成人よりも重症化しやすい傾向がある。
- **クローン病**……成人より治療が難しく、身長の伸び、体重増化の遅れといった成長障害がみられる。

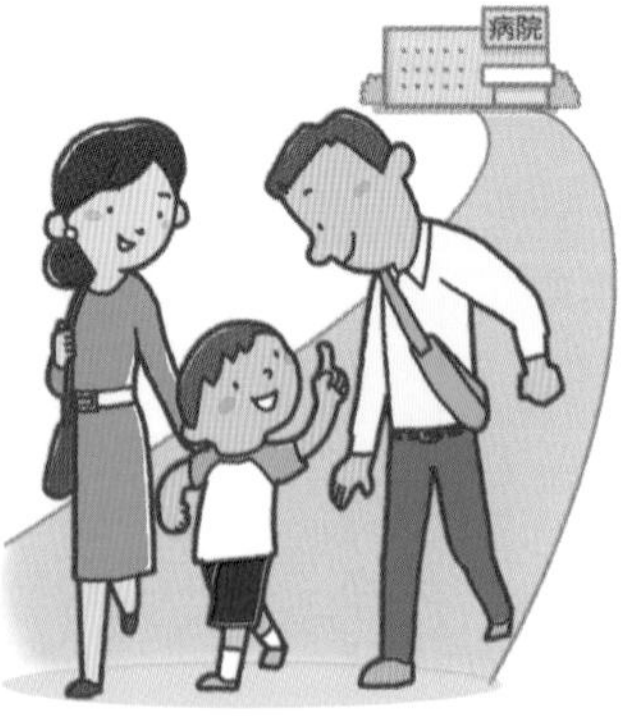

第2章

炎症性腸疾患の検査と診断

適切な治療を受けるには、正しい診断が必要です。そのためにも受診のタイミングや、医師に伝えるべきことを知っておき、どんな検査を受けるのかをよく理解しておきましょう。

こんなときは受診をしよう

症状が長引くときは放置しない

下痢や腹痛は、暴飲暴食や、ストレスなどによる体調不良でも起こります。しかし、その症状が数日養生してもよくならなかったり、1週間以上続いたりする場合は、腸の病気が疑われます。早めに医療機関を受診し、原因を明らかにしましょう。

症状があっても、我慢してしまう人もいますが、受診を先延ばしにしていると病状が進行し、悪化しかねません。腸の病気のなかには、激しい症状を伴わない疾患もあるので、おかしいなと思ったら受診することが大切です。

また、症状改善のために市販薬を長期間にわたってのみ続けるのは禁物です。薬に記載されている用法用量に従って、3日間服用しても改善が見られない場合は、医療機関を受診しましょう。

血便があったらすぐに受診する

下痢、腹痛のあるなしにかかわらず、血便があったら、躊躇《ちゅうちょ》せずに医療機関を受診してください。

血便は痔によるものも多いですが、潰瘍性大腸炎やクローン病などの炎症部位や、大腸ポリープ、大腸がんから出血している可能性もあります。特に潰瘍性大腸炎では、下痢や腹痛がひどくなる以前に、排便時の血便や粘血便が出るケースが多く見られます。また、クローン病では、肛門病変から始まることも珍しくありません。

いずれにしても、血便が出るということは、消化管のどこかで出血しているので、早い段階で原因を見つけて、適切な治療を始めなければいけません。自分で勝手に痔と決めつけず、受診し、検査を受けることが重要です。

こんな症状は病気のサイン

腸の病気のサインは、排便異常に現れやすい。腹痛がなくても下痢や血便が起こることも多い。サインを見逃したり、長引く症状をそのまま放っておかないこと。

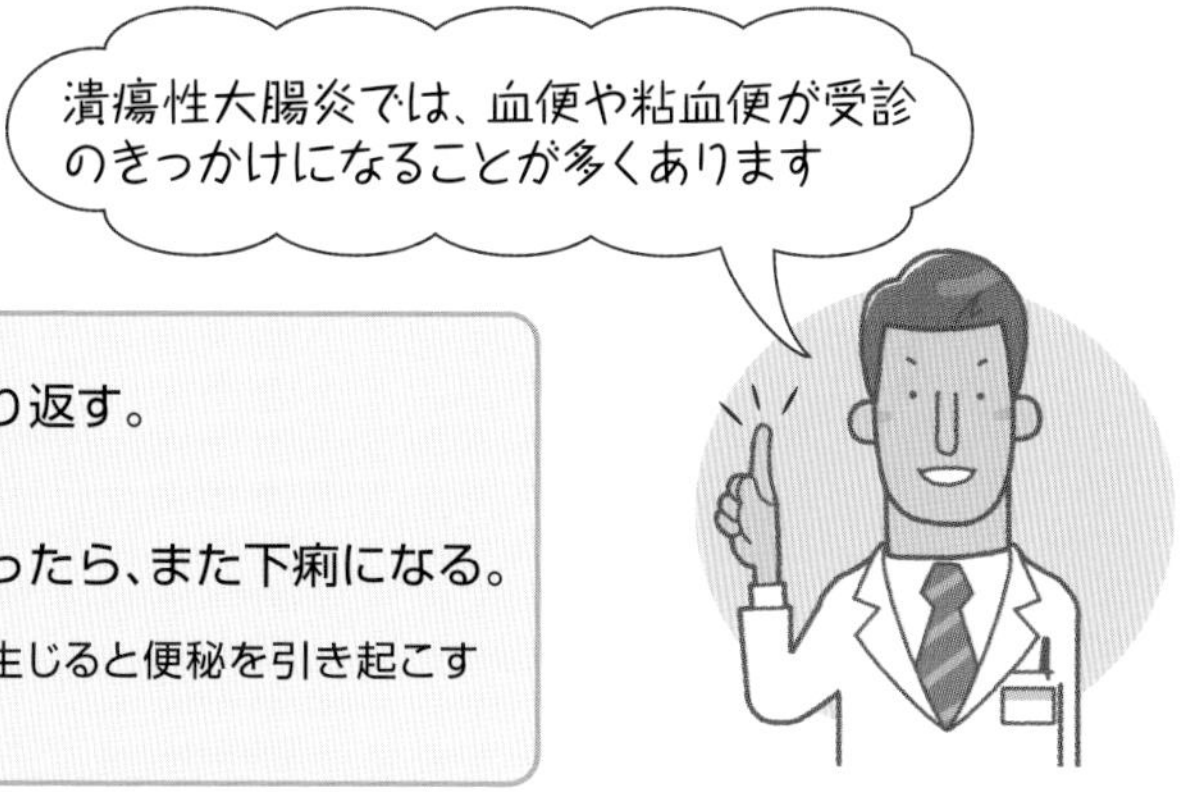
潰瘍性大腸炎では、血便や粘血便が受診のきっかけになることが多くあります

サイン1 下痢

- 1日に何度もくり返す。
- 1週間以上続く。
- よくなったと思ったら、また下痢になる。

※腸に狭窄や閉塞が生じると便秘を引き起こすこともある。

サイン2 血便、粘血便

- 便に血液が付着する。
- 血糊のような粘血が便に付着する。
- 血液の混じった粘液だけが出る。

※赤い血液は直腸や肛門からの出血、黒っぽい便は胃や十二指腸など上部消化管からの出血の疑いあり。
※便検査をしないと肉眼ではわからない血便もある。

サイン3 腹痛

- 痛みが続いている
- 腹痛とともに便意を感じてトイレに行くが何も出ない(渋り腹)。
- おなかの一部だけが痛む。

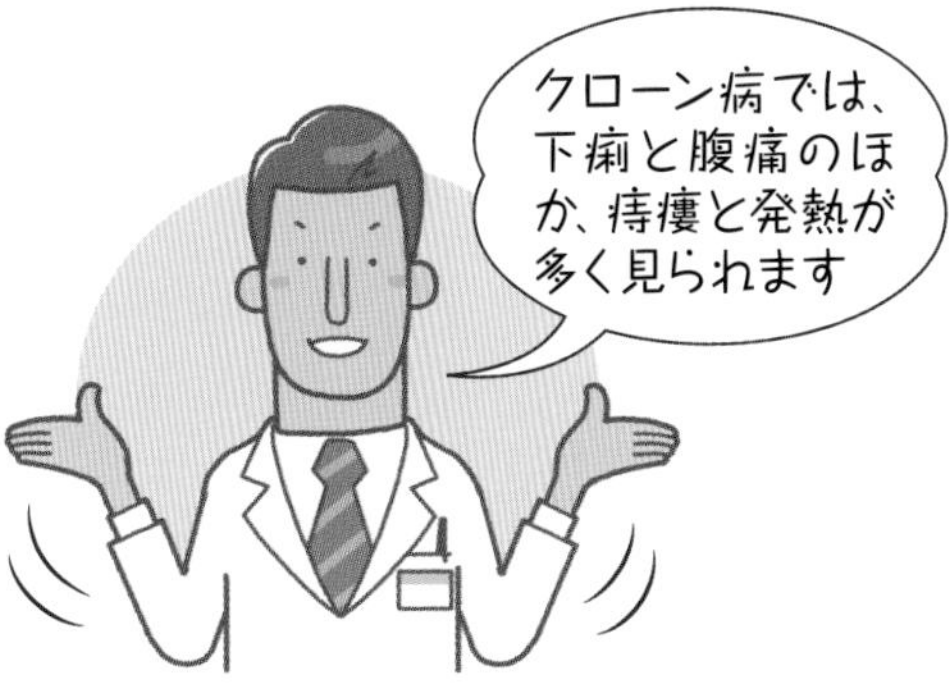
クローン病では、下痢と腹痛のほか、痔瘻と発熱が多く見られます

サイン4 肛門病変

- 肛門の腫れ、痛み
- 肛門が切れている
- 肛門から粘液や膿が出る

※クローン病では、痔瘻が多く見られる。

消化器の専門医を受診

腹痛、下痢、血便などの症状がある場合は、「たかが下痢」などと思わず、早めに医療機関を受診することが大切です。

かかりつけ医がいれば、まずはそこを受診しましょう。医師の診断で潰瘍性大腸炎やクローン病が疑われる場合は、検査設備の整った医療機関の消化器の専門医を紹介してくれます。

かかりつけ医がいない場合は、まず内科を受診して医師に相談するか、消化器内科のある医療機関を受診しましょう。

主な症状が痔などの肛門病変の場合、肛門科や大腸肛門科を受診する人もいますが、クローン病が疑われる場合は、そこから専門医を紹介してくれるはずです。

最近は、「炎症性腸疾患」専門の外来や病院も増えています。自分の症状が、炎症性腸疾患の症状に当てはまる場合は、最初から専門の医療機関を受診してもよいでしょう。

適切な治療は正しい診断から

下痢などの排便異常や腹痛といった症状は、病気でなくても起こる身近な症状ですが、ほとんどの腸の病気に共通して見られる症状でもあります。

しかし、下痢の症状ひとつとっても、腸で起こっていること（腸の状態）の原因が同じとは限りません。また、症状が軽くても、病気が進んでいることもあります。なかには、腸には問題がないのに、内分泌や神経の病気で下痢などの消化器症状が現れているケースもあります。

したがって、炎症性腸疾患かどうかの正確な診断には、問診や内視鏡をはじめとする各種検査が必要です。

そして、適切な治療を受けるには、似た症状をもつ別の疾患との鑑別が不可欠です。

正しい診断を受けるには

消化器専門の医療機関を受診しよう

正確な診断を得るには、内視鏡検査が必要になるため、検査設備の整った医療機関を受診するのが望ましい。

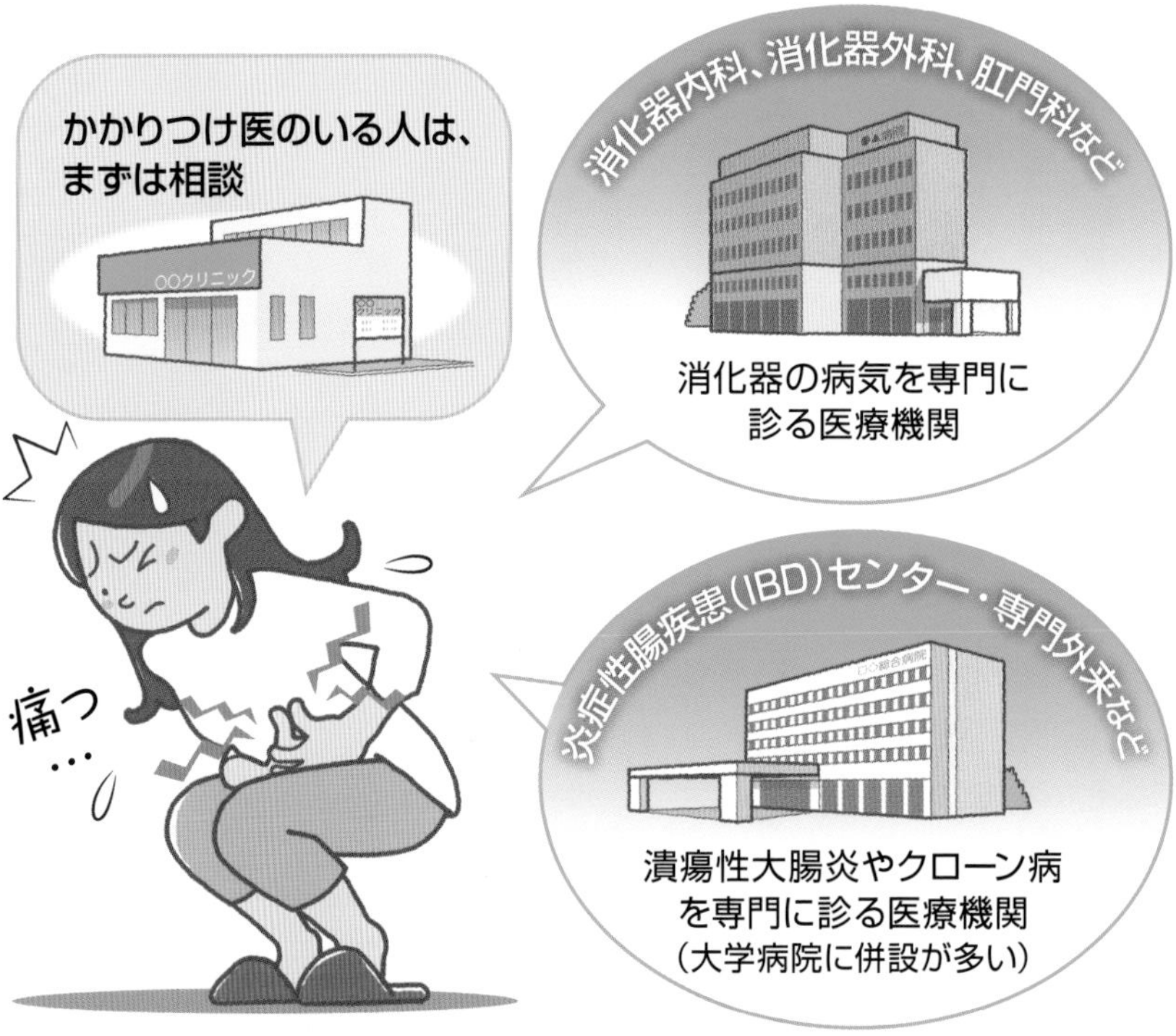
かかりつけ医のいる人は、まずは相談
〇〇クリニック
消化器内科、消化器外科、肛門科など
消化器の病気を専門に診る医療機関
炎症性腸疾患（IBD）センター・専門外来など
潰瘍性大腸炎やクローン病を専門に診る医療機関
（大学病院に併設が多い）
痛っ…

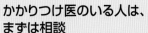

潰瘍性大腸炎・クローン病と同じ症状を起こす腸の病気

腹痛

- 急性腸炎（主に感染性）
- 急性虫垂炎
- 腸捻転、腸閉塞
- 大腸がん
- 過敏性腸症候群
- 便秘　など

下痢

- 急性腸炎（主に感染性）
- 大腸がん
- 過敏性腸症候群

血便

- 大腸ポリープ
- 大腸がん
- 痔　など

受診の際のポイント

医師に症状を具体的に伝える

医師は問診で得た情報を手掛かりに、必要な検査を行い、診断を確定し、治療方針を立てます。そのため、適切な治療を受けるためには、患者側も医師に自分の症状を的確に伝えることが重要です。

症状の説明は「いつから・どこが・どんなふうに」が基本です。

しかし、腹痛や排便異常は腸の病気全般に見られる症状なので、できるだけ具体的に伝えることを心がけましょう。腸の病気とは関係がなさそうでも、ほかの症状があれば併せて伝えます。

たとえば、血便が出て受診した場合、「1週間前の夕食後に、さし込むような腹痛があってトイレに行ったら、下痢便のなかに少量の血と白っぽい粘液が混じっていた」など、時期や症状を詳しく説明するようにしましょう。症状が出た時期や、症状の程度などから医師は診断していくので、問診の際は時間を追って丁寧に、詳しく伝えるようにします。不安な点があれば、それも医師に伝えます。

事前にメモを用意して伝え忘れを防ぐ

とはいえ、いざ医師の前に座ると緊張して、伝えたい症状の半分くらいしか言えなかったという人や、ほかにも症状があったのに「聞かれなかったから言わなかった」という人も少なくありません。逆に、説明が細かすぎたり、症状の経過説明が前後したりすると、話が伝わりにくくなることもあります。

限られた診察時間のなかで、症状を的確に伝えるには、あらかじめ、メモに書き出しておくのが一番です。そのメモを見ながら、症状の説明をすれば、伝え忘れを防ぐこともできます。

症状を整理して伝えよう

医師に症状を伝えるときは、ポイントをおさえて簡潔に。
あらかじめメモ書きにして持参するとスムーズだ。

排便異常を伝える

- いつからか
- 下痢の頻度
- 便の色・形状・量
- 血液や粘液が出るのかどうか
- 便意があっても出ないことがあるかどうか　など

腹痛を伝える

- いつからか
- 痛む場所（一部か全体なのかも）はどこか
- 痛み（キリキリ、鈍いなど）はどんな感じか
- 痛みの頻度と持続時間
- 姿勢などで痛みが変化するかどうか　など

肛門病変を伝える

- いつからか
- どんな異常があるのか
- その異常は肛門の内側か、外側か
- 腫れや痛みはあるか、その程度
- 膿や血液が出ているか　など

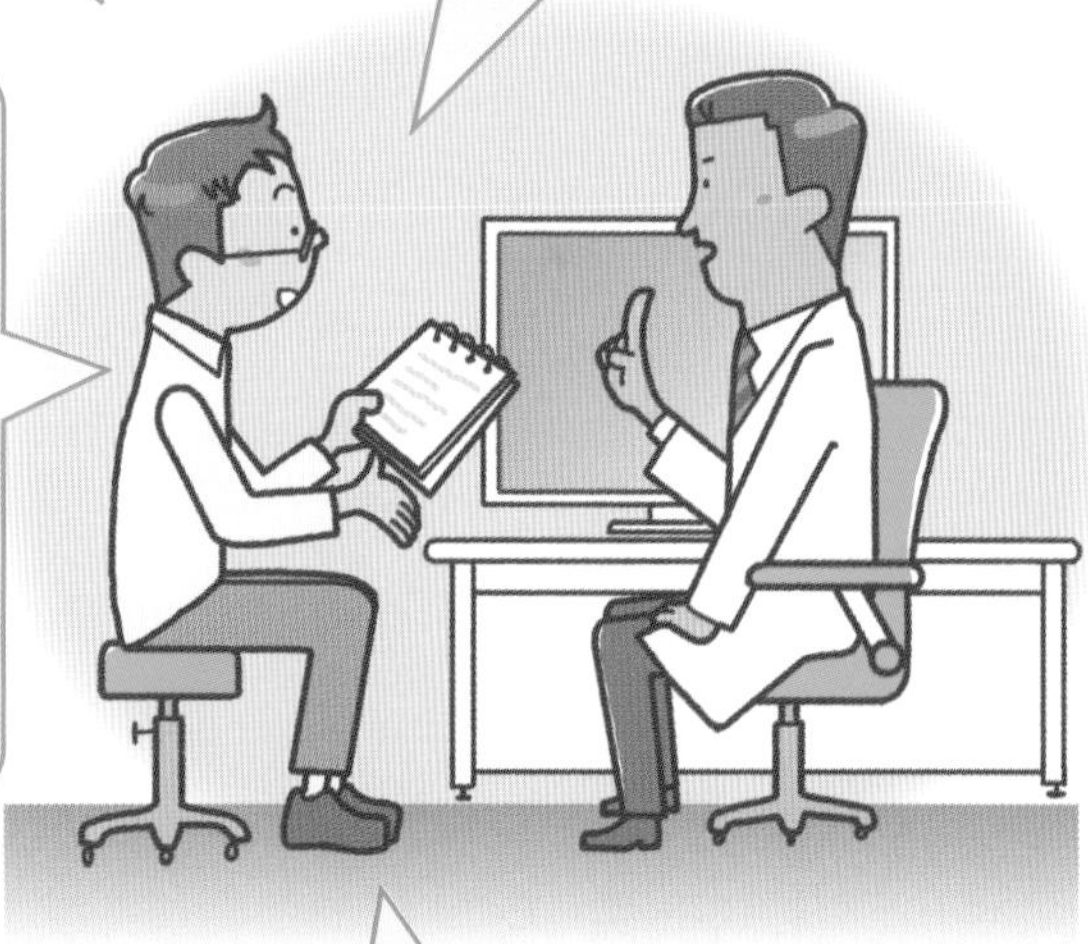

全身的症状・その他を伝える

- 体重の変化はあるか
- 食欲の有無
- 発熱の有無。熱がある場合はどのくらいか
- 立ちくらみ、めまいはあるか
- 吐き気、嘔吐はあるか
- 目の痛み、関節炎、皮膚炎はあるか
- 病歴、服用中の薬　など

潰瘍性大腸炎・クローン病の検査

問診、血液検査

潰瘍性大腸炎やクローン病では、血液検査、内視鏡検査、画像検査などを組み合わせて、炎症の状態や拡がり、全身の状態などを調べます。これらの検査は、診断のためだけでなく、治療が始まってからも、治療薬の効果や副作用、その時点の病状を知るために定期的に行われます。

はじめて受診したときの問診は、適切な検査、診断へと向かう第一歩になります。医師は問診をしながら、患者さんの訴えに応じて、口のなかや皮膚の状態を見たり（視診）、腹痛の種類によっては患者さんのおなかを触って痛む位置や状態を確認したり（触診）します。

血液検査では、主に①炎症の状態、②貧血の状態、③栄養状態、④薬剤による影響（全身状態）を調べます。特定の血液成分値を調べることで、問診や診察ではわからない異常を客観的に把握できます。

たとえば、CRP*というたんぱく質や白血球などが基準範囲を超えていれば、体内のどこかで炎症が起きていることがわかります。

便潜血検査、便培養検査

潰瘍性大腸炎では、血便や粘血便が多く見られますが、血液が便に混じってしまうと肉眼では確認することができません。そのため、便潜血検査を行い、便に血液が混じっていないかを調べます。微量でも血液が混じっていればわかります。

また、細菌やウイルスなどによる感染性腸炎でも血便が出ることがあるため、鑑別するために、便を培養して病原体がいるかどうかを確認することもあります。

用語解説　CRP　Cリアクティブプロテインの略。体内のどこかに炎症が起こると増えるたんぱく質。自己免疫疾患、肝硬変、腫瘍、感染症などで高値になる。

どんな検査をするの？ ①

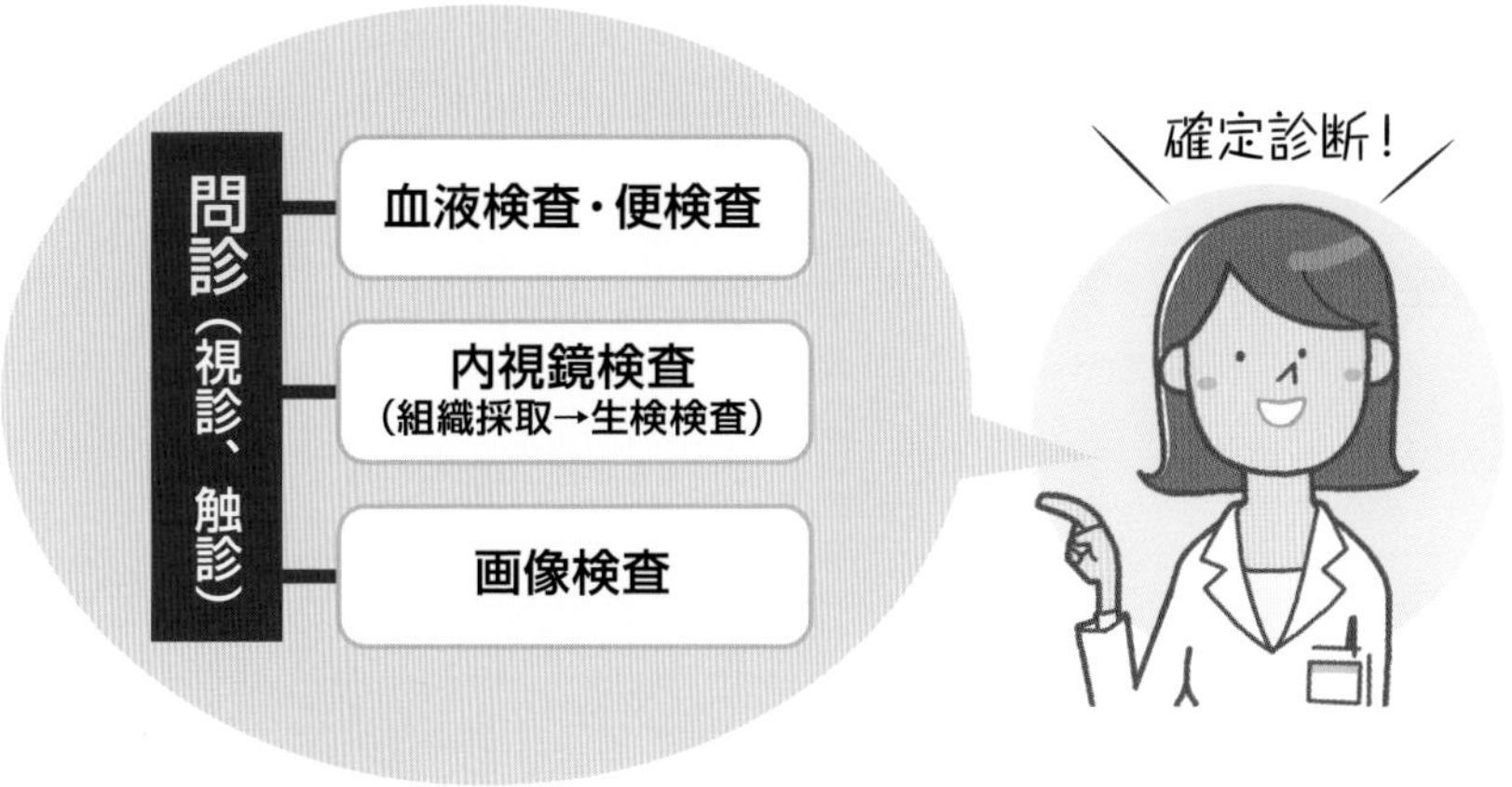
問診（視診、触診）
血液検査・便検査
内視鏡検査
（組織採取→生検検査）
画像検査
確定診断！

■血液検査の目的

特定の血液成分の数値から、炎症の状態や全身の状態を調べる。

炎症の状態	ＣＲＰ、白血球、血沈、血小板などの数値が上昇するほど炎症が強い。ただし、数値だけで炎症部位の特定はできない。
貧血の状態	ヘモグロビン、赤血球数などの数値が基準を下回ると貧血。
栄養状態	アルブミン、総たんぱく質、総コレステロールの数値が基準を下回るほど栄養不良の状態。
薬剤による影響	肝機能（γGTPなど）や腎機能（クレアチニンなど）の指標となる成分値を調べて、薬剤の副作用がないか確認する。同時に、薬剤の血中濃度を調べて、薬の量を調節する。

■便検査の目的

便に微量の血液が混じっていないか、病原体が含まれていないか（感染していないか）を調べる。

便潜血検査	肉眼ではわからない微量な血液が便に混じっていないかを調べる。
便培養検査	便中に細菌やウイルスなどの病原体がいないか調べて、感染性腸炎と鑑別する。

大腸内視鏡検査（大腸カメラ）

潰瘍性大腸炎やクローン病による粘膜の炎症を確認するうえで重要なのが、大腸内視鏡検査です。空っぽの状態にした腸管へ、先端にカメラのついた細い管を肛門から挿入し、粘膜の状態を観察します。

以前は、注腸造影X線検査（肛門から造影剤を注入してX線撮影）が多く行われていましたが、内視鏡検査のほうが粘膜を正確に映し出せること、検査と同時に組織採取が可能なこと、被曝の心配がないことなどから、現在は大腸内視鏡検査が一般的になりました。ただし、腸の癒着や狭窄などにより内視鏡が通過しない場合や、腸管合併症（32頁参照）の有無を確認したい場合には、注腸造影X線検査や大腸CT検査を行います（50頁参照）。

胃・十二指腸内視鏡検査（胃カメラ）

クローン病では、食道や胃などにも炎症が起こる可能性があるため、胃・十二指腸内視鏡検査（上部消化管内視鏡検査）も行います。

口から管を入れる経口内視鏡が一般的ですが、近年は、鼻から入れる経鼻内視鏡を選択できる医療機関が増えています。

なお、クローン病に多く見られる小腸の炎症は、胃や大腸の内視鏡検査のときに〝ついで〟というわけにはいきません。小腸は折りたたまれた状態で腹腔におさまっているので、そのまま内視鏡を進めることができないのです。小腸の炎症を直接確認するときは、バルーンが付属した特殊な内視鏡（52頁参照）を用いて検査を行います。

生検

内視鏡検査の際、内視鏡の先端に付属する特殊な鉗子《かんし》を操作して、粘膜の一部を採取することがあります。これを生検といいます。採取した組織を顕微鏡で調べて病理診断します。

どんな検査をするの？　②

■内視鏡検査の目的　粘膜の炎症部位、炎症の程度、炎症の範囲を観察・確認。病理診断のための粘膜組織の採取。

生検

内視鏡の先端に付属する特殊な鉗子(ピンセット)で粘膜組織を採取し、顕微鏡で調べる(病理検査)。

胃・十二指腸内視鏡検査
(上部消化管内視鏡検査)

口または鼻から内視鏡を挿入し、食道、胃、十二指腸までを観察する。

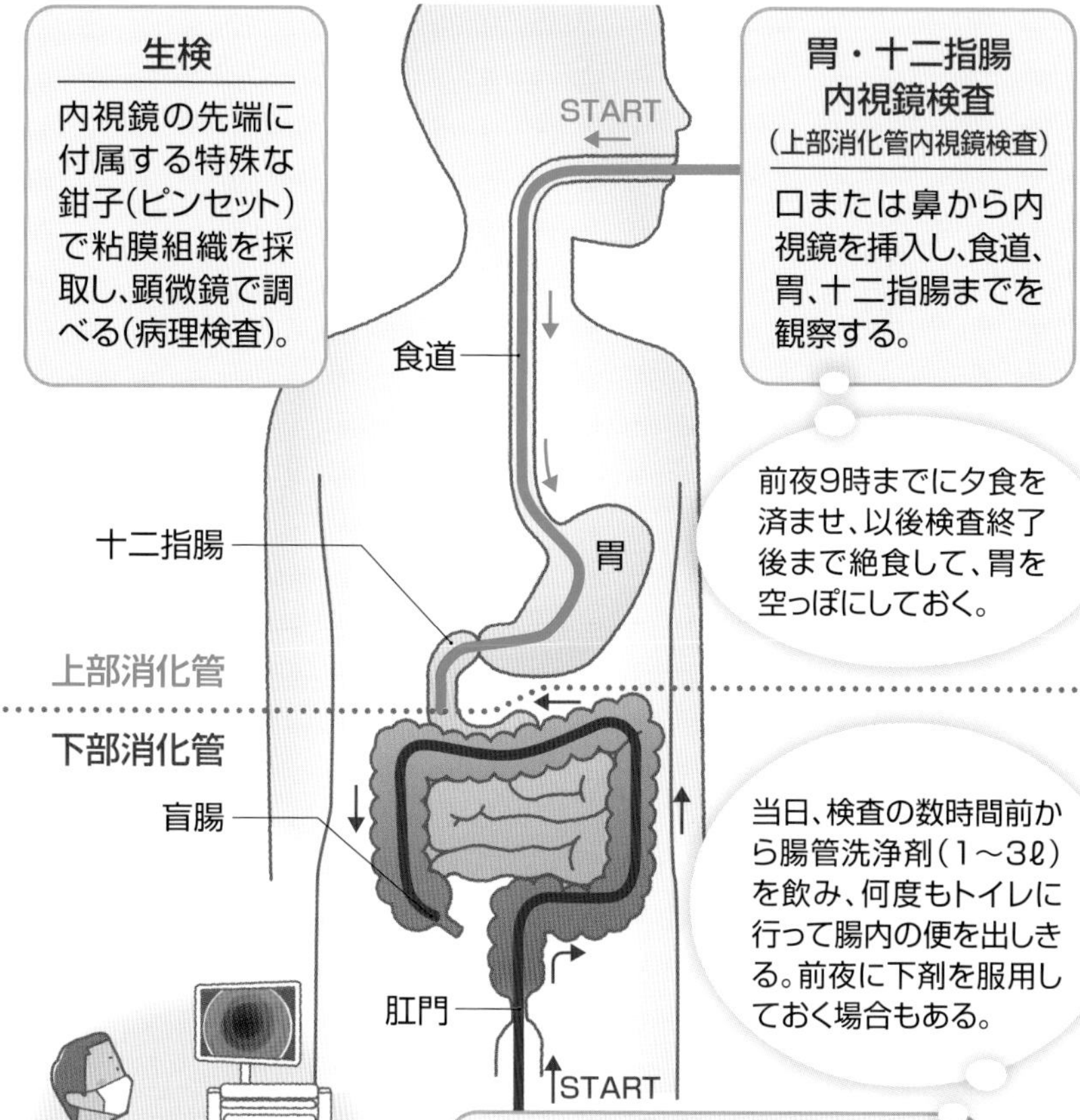
START
食道
十二指腸
胃
上部消化管
下部消化管
盲腸
肛門
START

前夜9時までに夕食を済ませ、以後検査終了後まで絶食して、胃を空っぽにしておく。

当日、検査の数時間前から腸管洗浄剤(1～3ℓ)を飲み、何度もトイレに行って腸内の便を出しきる。前夜に下剤を服用しておく場合もある。

大腸内視鏡検査
(下部消化管内視鏡検査)

肛門から内視鏡を挿入し、直腸、結腸と進み、盲腸まで届いたら、今度は内視鏡をゆっくり引き抜きながら大腸全体を観察する。

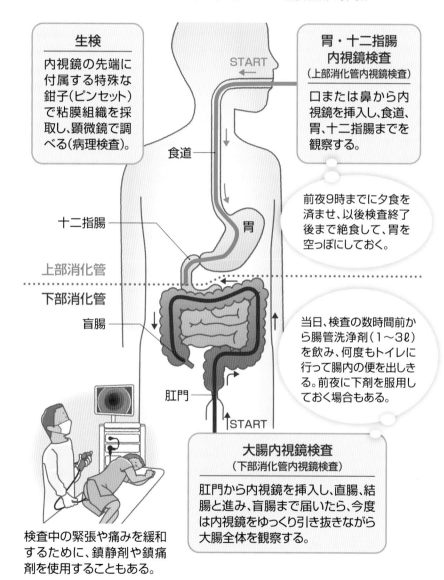

検査中の緊張や痛みを緩和するために、鎮静剤や鎮痛剤を使用することもある。

画像検査

潰瘍性大腸炎やクローン病の画像検査では、内視鏡検査では確認できない部分の観察や、全体像、病変部の確認が目的になります。腸の画像検査にはいくつかの方法があり、炎症部位、進行度、患者の年齢、持病などを考慮して選択されます。

●CT、MRI検査

CT（コンピューター断層撮影法）は放射線、MRI（磁気共鳴画像診断法）は磁気によって、画像化します。内視鏡と異なり、粘膜の状態を詳細に確認することはできませんが、腸の全体像や隣接する臓器との位置関係などを観察できます。

特に、MRIやCTを用いて腸内粘膜の炎症を評価するMRエンテログラフィーやCTコロノグラフィーも用いられます。一般的なCT検査では難しかった粘膜の異常も確認することができます。

●消化管造影検査

消化管に造影剤を入れて、X線撮影をします。大腸検査では肛門から（注腸X線検査）、小腸検査では口または鼻から造影剤を入れます。腸管粘膜の状態を詳しく見ることはできませんが、腸の全体像や、狭窄や閉塞などの腸管合併症（32頁参照）の有無を確認することができます。しかし、潰瘍性大腸炎は大腸内視鏡検査が一般的になっているので、造影検査は主に、クローン病の患者に行われます。

●腹部超音波（エコー）検査

超音波検査は、超音波を発するプローブという器具を体の表面に当て、臓器が反射した超音波を画像化します。小腸、大腸の場合、消化管ガスの影響で鮮明な画像を得られない場合が少なくありませんが、内視鏡や他の画像検査と比べて、患者さんの身体的負担がなく、安全に何度も実施できるのがよい点です。腸全体の状態や形状変化、腸壁が厚くなっていないか（肥厚《ひこう》）などを調べます。

どんな検査をするの？ ③

■画像検査の目的

消化管の全体像や腸管合併症の有無を確認する。
クローン病の疑いがある場合の小腸検査。

CT（コンピューター断層撮影）検査

X線で人体をスライスした画像を撮影する。

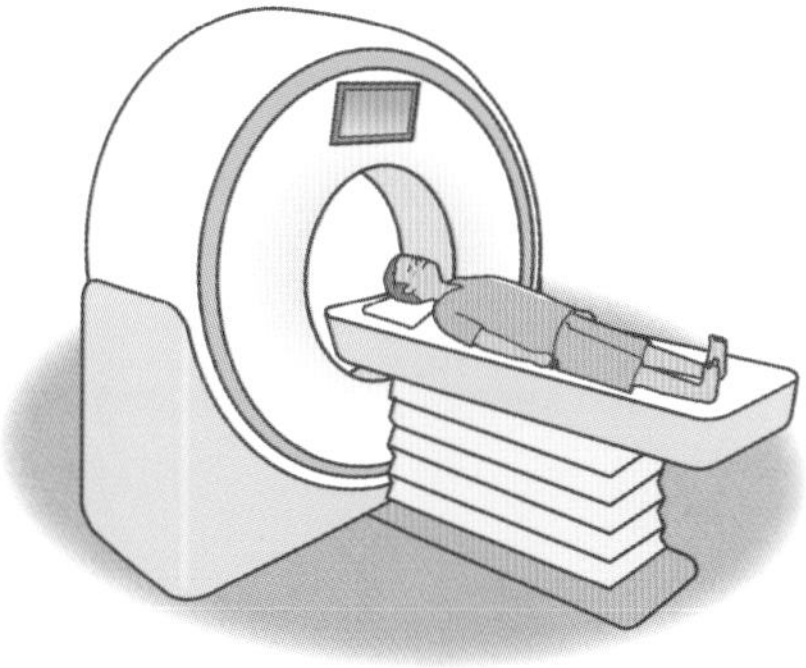

MRI（磁気共鳴画像診断）検査

強力な磁石と電磁波で多角的に撮影する。被曝がない。

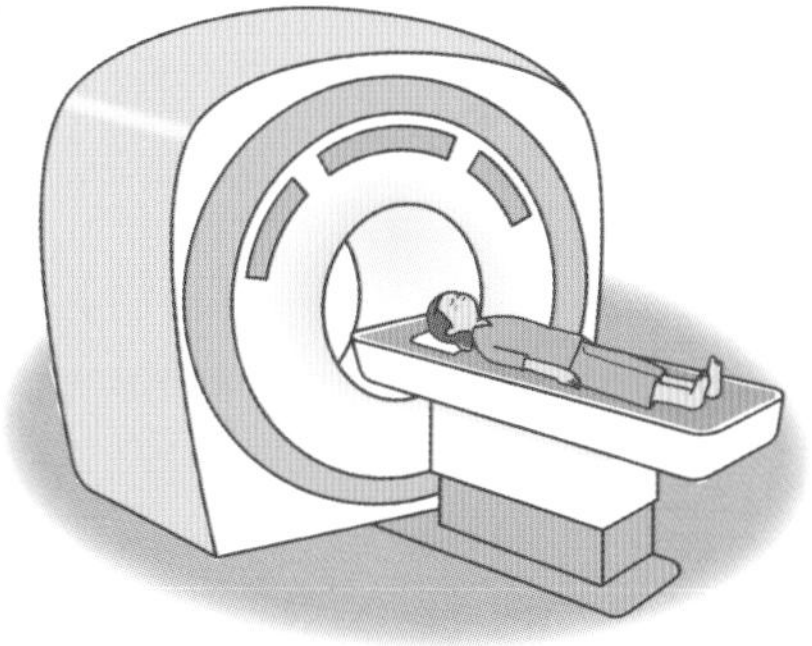

消化管造影検査

腸に造影剤を入れて、体位を変えながらX線撮影をする。主にクローン病で実施。

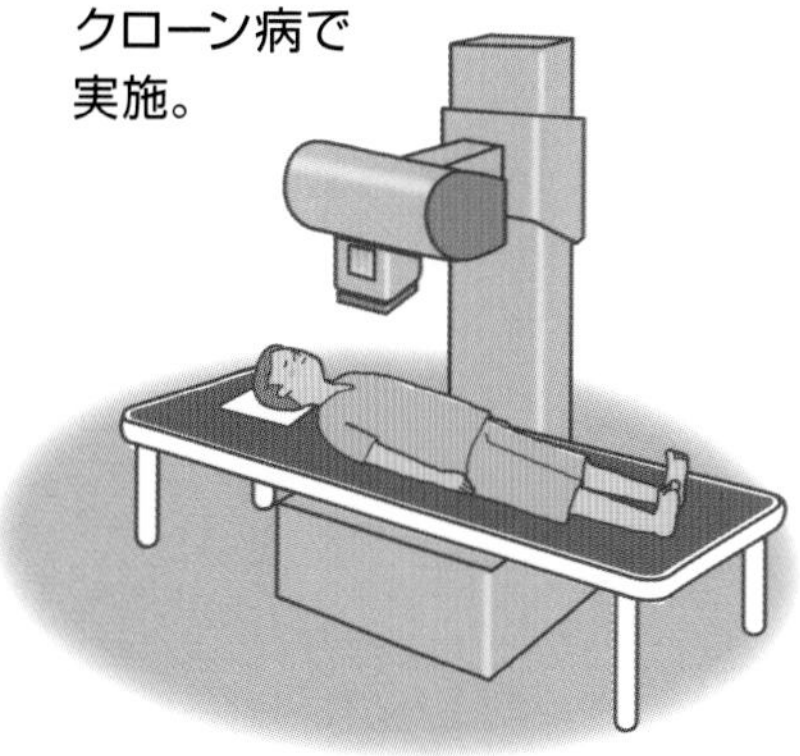

腹部超音波（エコー）検査

超音波を体表に当て、患部が跳ね返す超音波を画像にする。

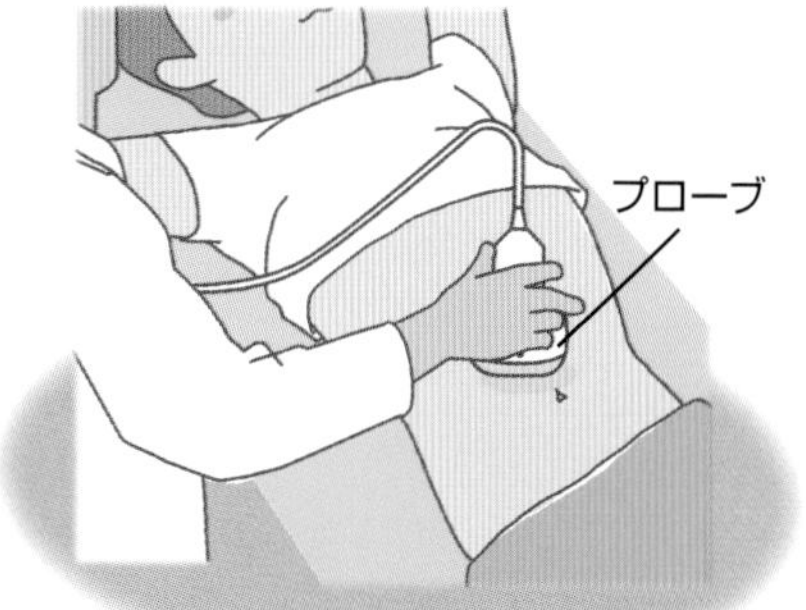

クローン病が疑われるときの検査

小腸内視鏡検査（バルーン内視鏡検査）

クローン病で多く見られる小腸粘膜の炎症を直接確認するために使用するのが、バルーン内視鏡と呼ばれる器具です。オーバーチューブという特殊な筒を通して内視鏡を挿入し、各先端についたバルーンを操作しながら、腸をたぐりよせ、内視鏡を進めていきます。小腸病変が、十二指腸に近い場合は口から、大腸に近い場合は肛門から挿入します。ほかの内視鏡と同様に、粘膜組織の採取もできます。

CT／MRエンテログラフィー検査

あらかじめ腸管洗浄剤などの腸に吸収されにくい水分を飲んで、腸のひだを拡張させた状態でCTまたはMRI検査を行います。撮影された高解像度画像を三次元表示して、粘膜の状態から腸の全体像までを観察します。患者の身体的負担が少なく、MRIの場合、被曝がないのもメリットです。これまでの造影X線検査に代えて、MRエンテログラフィーを第一選択にしている医療機関もあります。

小腸カプセル内視鏡検査

カプセル状の小型内視鏡を飲み込んで、小腸の状態を撮影し、体に装着したデータ受信機に無線送信、データを画像処理する検査法です。カプセルが排泄されるまでに8時間ほどかかるとされていますが、安静にしている必要はなく、普通に生活ができます。ただし、腸管に狭窄などがあるとカプセルがスムーズに移動しないため、受けられないケースもあります。また、カプセル内視鏡で小腸に異常が見つかった場合は、バルーン内視鏡などによる再検査が必要になります。

クローン病の検査

■特殊な機器による検査の目的

大腸内視鏡や胃・十二指腸内視鏡では見ることのできない小腸粘膜の状態を観察する。

小腸内視鏡検査（バルーン内視鏡検査）

外側のオーバーチューブと内視鏡の各先端についているバルーン（風船）を膨らませたりしぼませたりしながら、小腸をたぐりよせて、内視鏡を奥に進める。

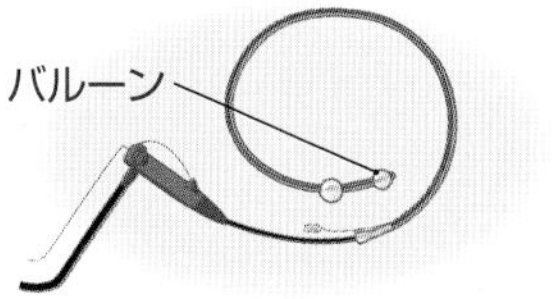
バルーン

小腸カプセル内視鏡検査

カプセルが移動しながら、所定の位置に来ると自動撮影する。

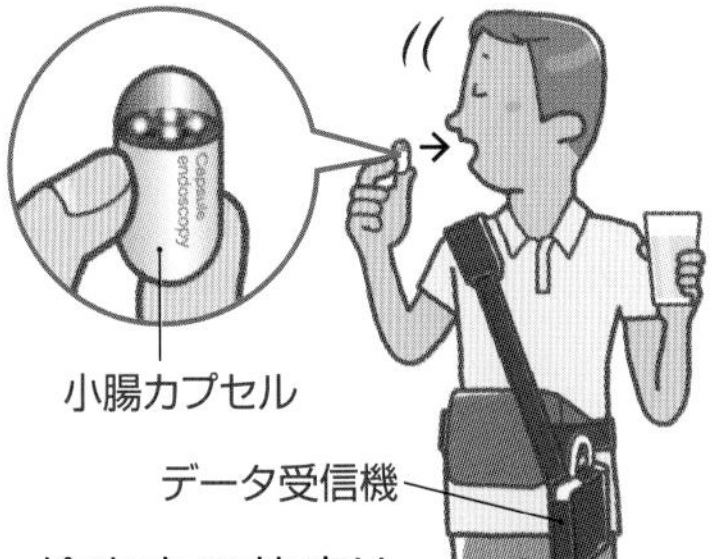
Capsule endoscopy
小腸カプセル
データ受信機

検査中の苦痛はほとんどない。

ただし、腸に狭窄などがあってスムーズに通過しない恐れがある場合は、事前に人体に害のない素材でできた“偽カプセル”を飲んで、開通性を確認する。

CT／MRエンテログラフィー検査

大腸内視鏡検査の前に飲む腸管洗浄剤が小腸内にとどまっている状態で、CT／MR エンテログラフィー検査を行うと、大腸と小腸の検査が1日で終了する。

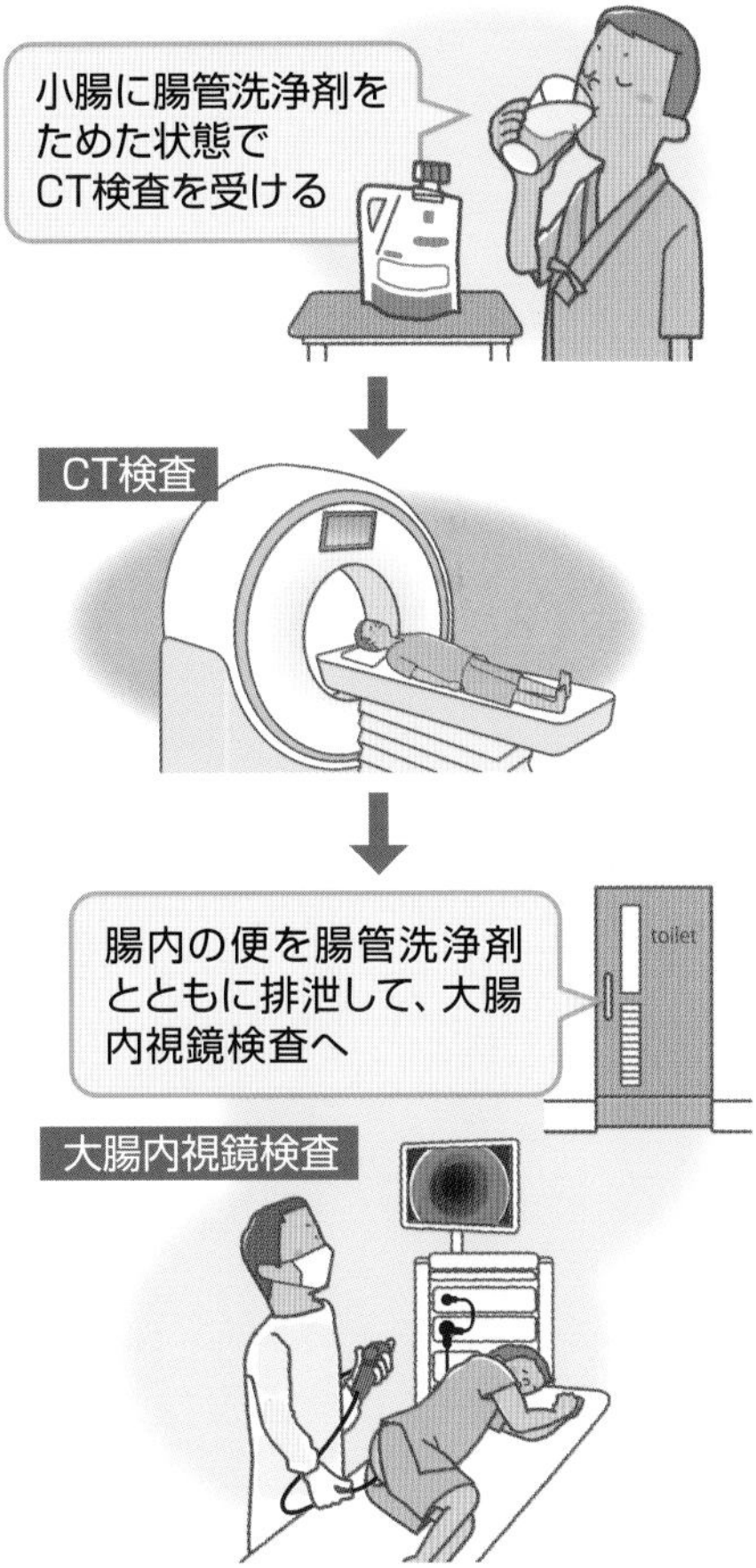
小腸に腸管洗浄剤をためた状態でCT検査を受ける
CT検査
腸内の便を腸管洗浄剤とともに排泄して、大腸内視鏡検査へ
toilet
大腸内視鏡検査

潰瘍性大腸炎・クローン病の診断

潰瘍性大腸炎の診断

下痢や血便、腹痛などの症状があり、潰瘍性大腸炎が強く疑われる場合でも、まずは、そのほかの腸疾患との鑑別が必要です。

そのため、問診では、症状や家族歴のほか、海外渡航歴や薬の服用歴なども確認されます。また、感染性腸疾患を除外するために便培養検査（46頁参照）も行われます。

続いて、大腸内視鏡検査で腸管粘膜の状態を確認すると同時に、生検を行います（48頁参照）。また必要に応じて、注腸X線検査（50頁参照）を行うこともあります。

これらの検査結果から、厚生労働省「難治性炎症性腸管障害に関する調査研究班」がまとめた診断基準に基づいて、診断を確定することになっています。

潰瘍性大腸炎の診断基準を簡単にまとめると、①血便や粘血便の持続や反復が現在または過去にあり、②大腸内視鏡検査または注腸X線検査で、粘膜の炎症が確認でき、③病理所見*で炎症性の変化が見られる、の3つになります。

すべてが揃わなくても、一定の要件を満たすと診断が確定します。

③の病理所見のひとつに、陰《いん》窩《か》膿瘍《のうよう》があります。陰窩とは、腸管上皮に無数にある絨毛と絨毛の間のくぼみ（腺管）のことです。さまざまな酵素を分泌していますが、ここに炎症細胞がたまった状態が陰窩膿瘍です。

陰窩膿瘍は、潰瘍性大腸炎に限って見られるものではありません。しかし、比較的、代表的な変化とされているため、診断の目安のひとつになっています。

用語解説　病理所見　生検により採取した組織を顕微鏡で調べて得られた結果のこと。

潰瘍性大腸炎の診断のポイント

診断の確定は、症状、検査所見（粘膜の状態）、病理所見（顕微鏡レベルの組織検査の結果）の3つから行われる。

1 症状

粘血便や血便が続いていたり、くり返したりする。または、過去にその経験がある。

2 検査所見

◎内視鏡検査または注腸X線検査による

- 粘膜に広範囲の炎症があり、出血しやすい状態になっている。
- 健康な腸なら透けて見えるはずの血管が見えない。
- 血液の混じった膿状の粘液が付着している。

3 病理所見

炎症細胞が陰窩に溜まって、陰窩膿瘍（右頁参照）を形成するなどの炎症性の変化や、陰窩の腺管構造の異常が見られる。

↓

診断を確定

上記のいくつかの条件を満たすと診断が確定する。ただし、ほかの腸疾患が除外されていることが前提になる。

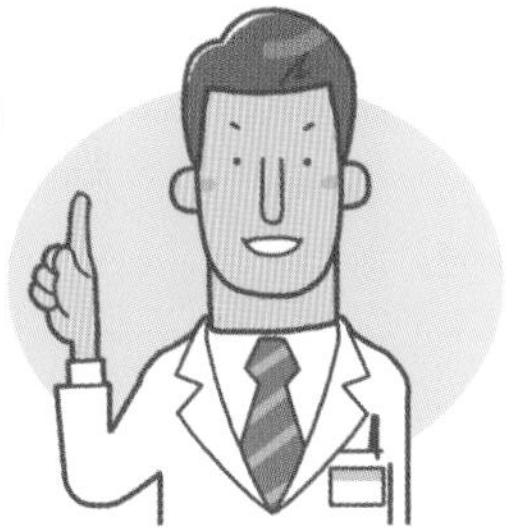

難治性炎症性腸管障害に関する調査研究班「潰瘍性大腸炎・クローン病診断基準・治療指針」令和2年度改訂版（厚生労働省）を参考に作成

クローン病の診断

クローン病は、10歳代~20歳代の若い人に多く発症します。

そのため、この世代の人が慢性的な下痢や腹痛、発熱、体重減少、肛門病変などの症状を訴えた場合、クローン病が疑われます。潰瘍性大腸炎の症状と異なり、発熱や体重減少などの全身症状や、肛門病変が多く見られることも特徴です。

診断の手順としては潰瘍性大腸炎と同じですが、クローン病の場合、すべての消化管に炎症が生じる可能性があるため、大腸内視鏡検査に加えて、胃・十二指腸内視鏡検査、バルーン内視鏡検査、消化管造影検査なども行います。

厚生労働省の「難治性炎症性腸管障害に関する調査研究班」による診断基準では、主要所見として、

①縦走潰瘍《じゅうそうかいよう》（大腸粘膜に見られる縦長の深い潰瘍）、

②敷石像《しきいしぞう》（大腸粘膜に半球状の隆起がいくつもできる状態）、③非乾酪性肉芽腫《ひかんらくせいにくげしゅ》（病理検査で確認できる病変）の3つがあげられています。

非乾酪性肉芽腫の「乾酪性」とは、「チーズ状の」という意味です。肉芽種は、集まった炎症細胞の周囲をリンパ球や線維組織が囲んだ病変です。病変の中央にチーズのような壊死が見られる肉芽腫を乾酪性肉芽腫といい、壊死が見られないものを非乾酪性肉芽腫といいます。

主要所見は、いずれもクローン病に特徴的なものです。このうち、縦走潰瘍または敷石像のいずれかひとつでも確認されると、クローン病と診断がつきます。

また、診断の副所見として、①消化管の2つ以上の臓器に見られるアフタ、②痔瘻《じろう》などの肛門病変、③特徴的な胃、十二指腸の病変、の3つがあります。

症状の判定が難しい場合もあるので、クローン病に精通した専門医による診断が望ましいとされています。

クローン病の診断のポイント

主要所見

- 縦走潰瘍
- 敷石像
- 非乾酪性肉芽腫

副所見

a 消化管の2つ以上の臓器に3ヵ月以上見られる潰瘍やアフタ(円形の浅い潰瘍)。

b 裂肛、痔瘻、肛門周囲膿瘍など特徴的な肛門病変

c 特徴的な胃・十二指腸病変

難治性炎症性腸管障害に関する調査研究班「潰瘍性大腸炎・クローン病診断基準・治療指針」令和2年度改訂版（厚生労働省）を参考に作成

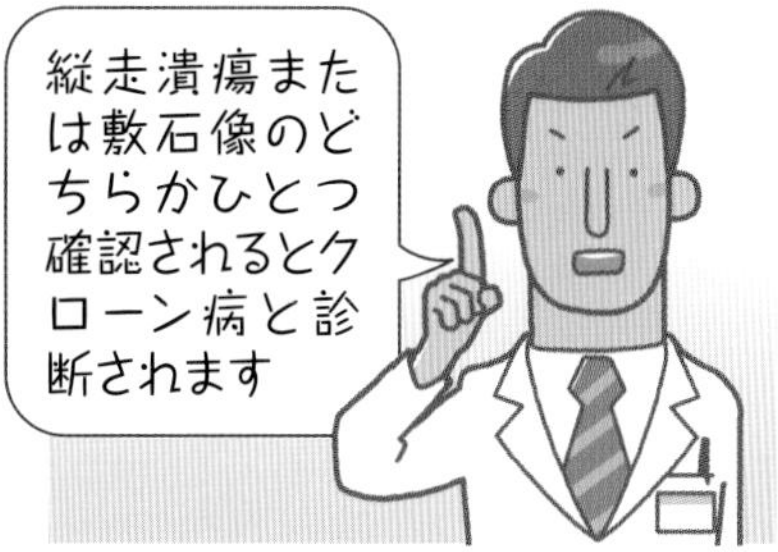
縦走潰瘍または敷石像のどちらかひとつ確認されるとクローン病と診断されます

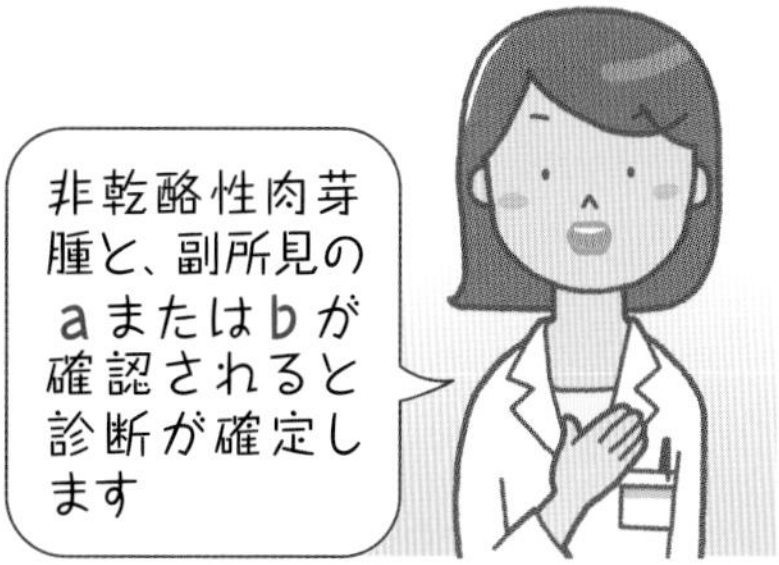
非乾酪性肉芽腫と、副所見のaまたはbが確認されると診断が確定します

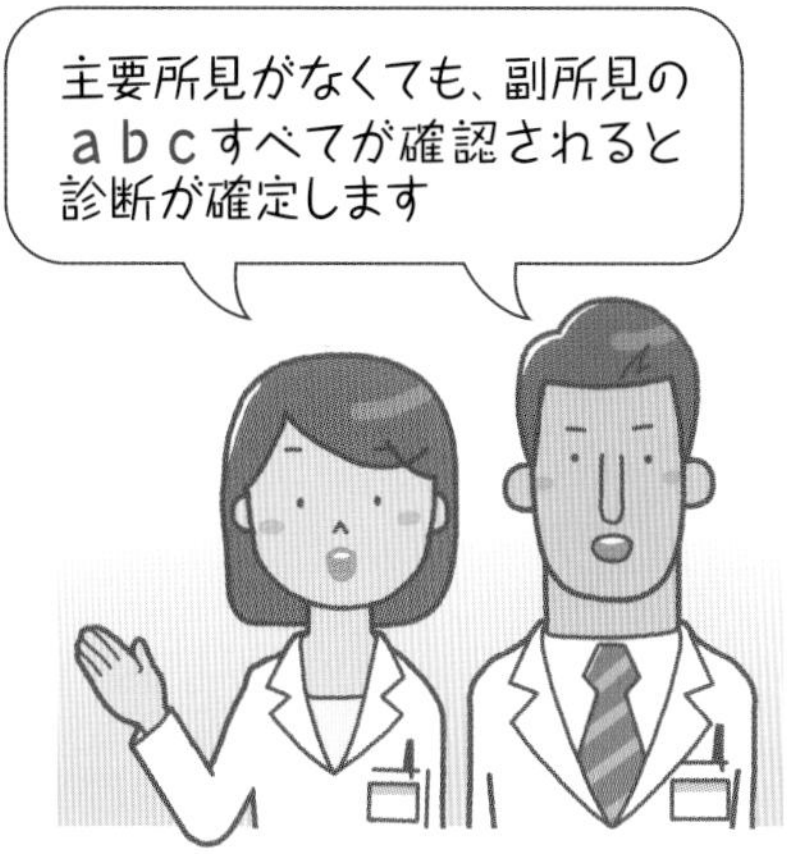
主要所見がなくても、副所見のａｂｃすべてが確認されると診断が確定します

診断が確定したら

寛解期を長く維持する

潰瘍性大腸炎やクローン病と診断されると、国の「指定難病」(36頁参照)になっていることから、重い病気というイメージが強く、時間とともに悪化するのではないかと不安になる人もいるでしょう。

しかし、これまで述べてきた通り、両疾患ともに、症状が強く出る「活動期」と落ち着いている「寛解期」をくり返すのが一般的です(30頁参照)。

したがって、できるだけ寛解期を長く維持して、再燃を防ぐことで、普通と変わらない生活を送ることができます。

治療の継続と定期検査が必要

3章で詳しく解説しますが、現在の治療の中心は薬物療法です。治療薬の進歩により、炎症を抑えて、良い状態を維持することが可能になっています。

ところが、症状が落ち着いてくると、つい服薬を忘れてしまったり、薬の量を減らしてしまったりする人がいます。薬物治療によって、良い状態を維持しているのですから、症状がないときでも治療は続けなければいけません。むしろ、寛解期の治療継続こそ大事だと肝に銘じましょう。

薬物療法では、通常1~3ヵ月ごとに通院して、治療薬の処方を受けます。

症状が落ち着いていれば、通院時に問診と血液検査をして、治療薬の効果や副作用を確認、以後も経過観察を続けます。

また、腸管粘膜の状態と合併症の有無を確認するために、定期的に大腸内視鏡検査や画像検査を行います。検査結果は、生活リズムの見直し・改善のきっかけにもなります。

よい状態を維持しよう

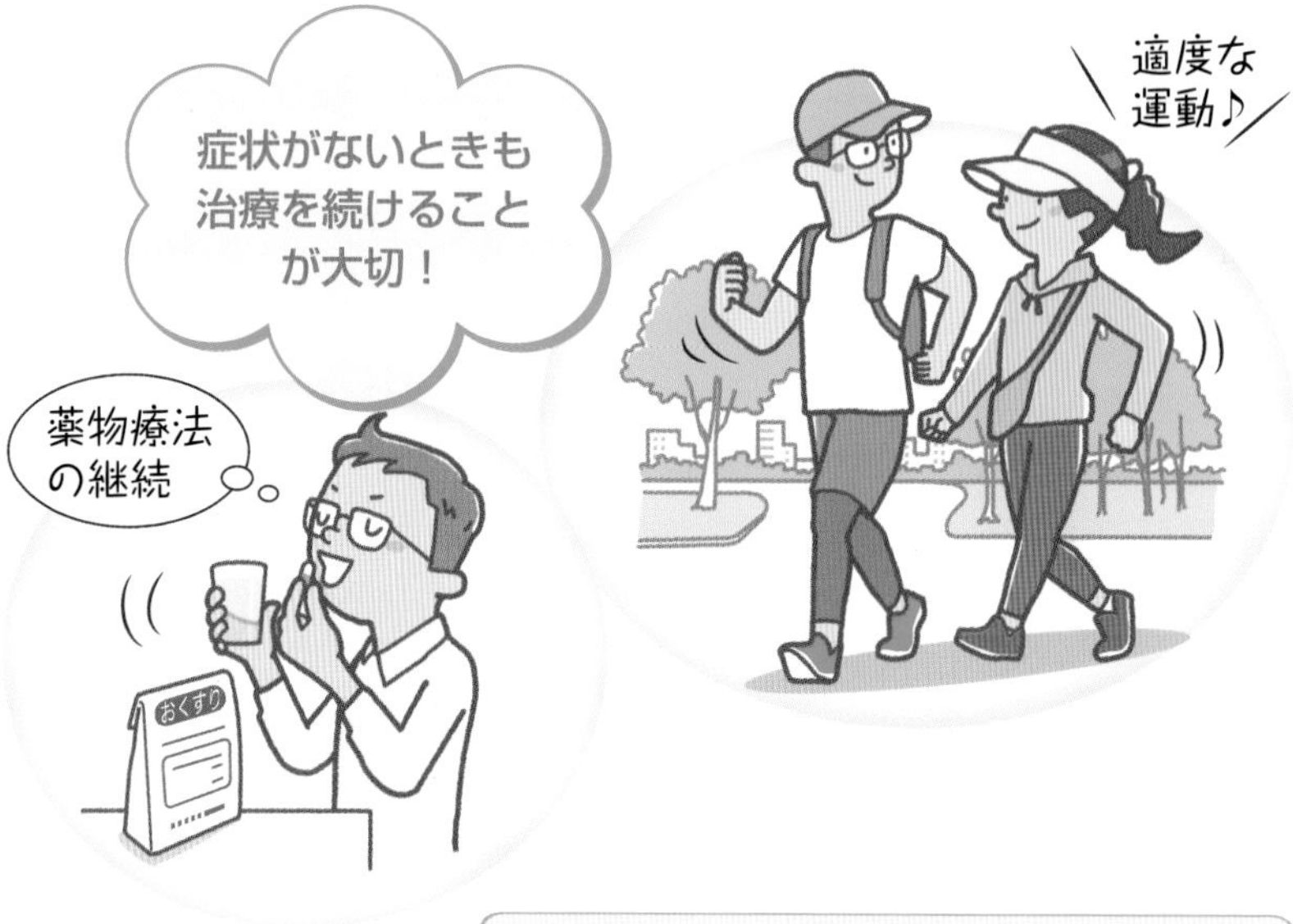
症状がないときも
治療を続けること
が大切！
薬物療法
の継続
おくすり
適度な
運動♪

- 治療の継続が良い状態を維持するカギ。
- 定期的な通院・検査で合併症を早期発見、再燃の兆しを見逃さない。

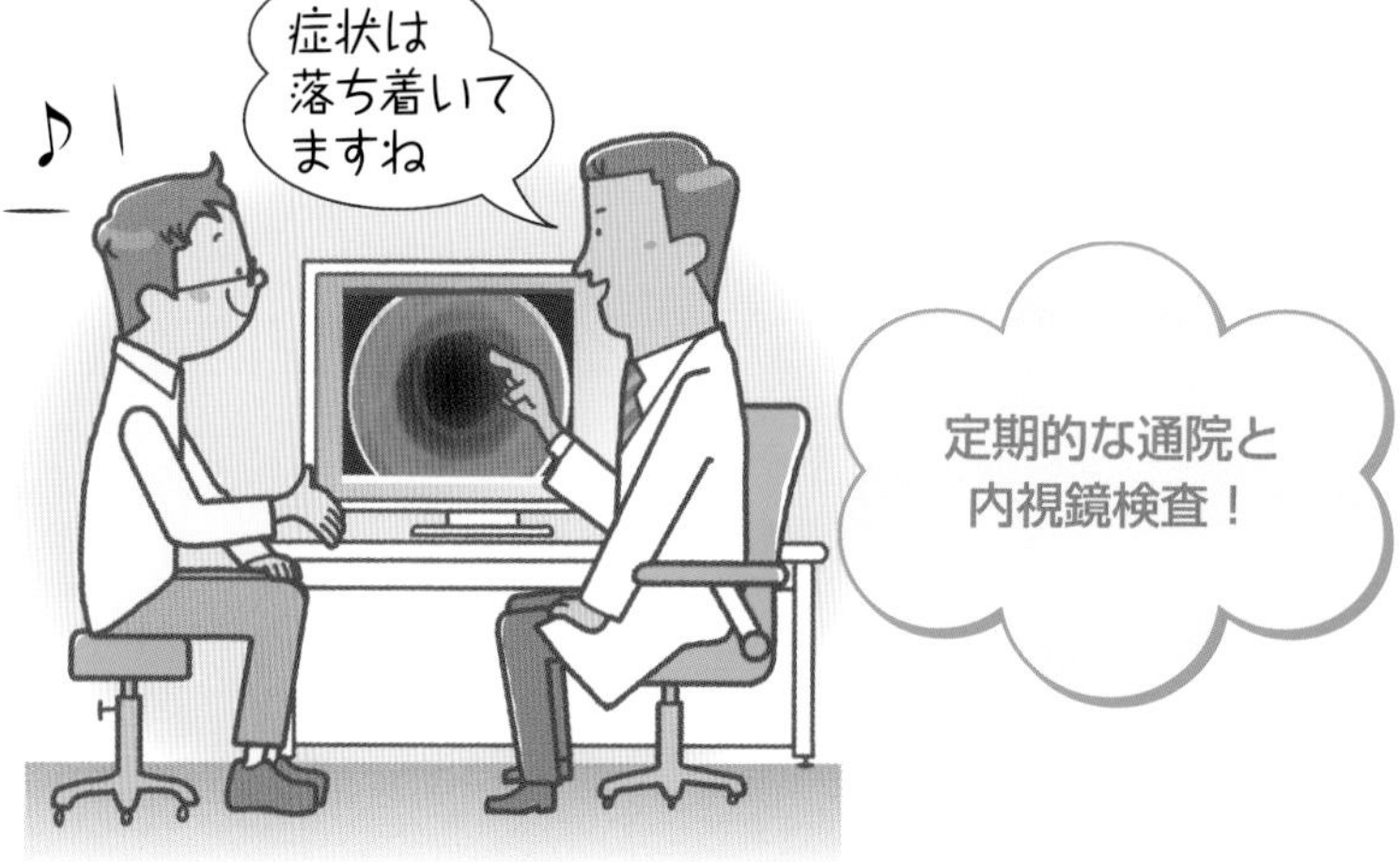
症状は
落ち着いて
ますね
定期的な通院と
内視鏡検査！

column

炎症性腸疾患（IBD）と診断されても妊娠・出産はできる？

炎症性腸疾患（IBD）と診断されても寛解状態であれば、普通に妊娠・出産することができます。

潰瘍性大腸炎・クローン病の治療薬をのんだ女性が不妊になることはありません。男性の場合、サラゾスルファピリジン（サラゾピリン®）を内服していると精子の数や運動能力が低下し、一過性の不妊の原因になることがありますが、ほかの製剤に切り替えれば2〜3ヵ月で精子の状態が元に戻ります。

しかし、潰瘍性大腸炎の女性が大腸全摘出術を受けると、不妊率が一般の3倍に上昇したという報告があります。クローン病の術後も不妊率がやや高くなりますが、卵巣自体に障害があるのではなく、手術による卵巣の癒着などが原因と考えられ、その場合人工授精などによって妊娠が可能です。一方、男性は術後に不妊率が上がることはほとんどありません。

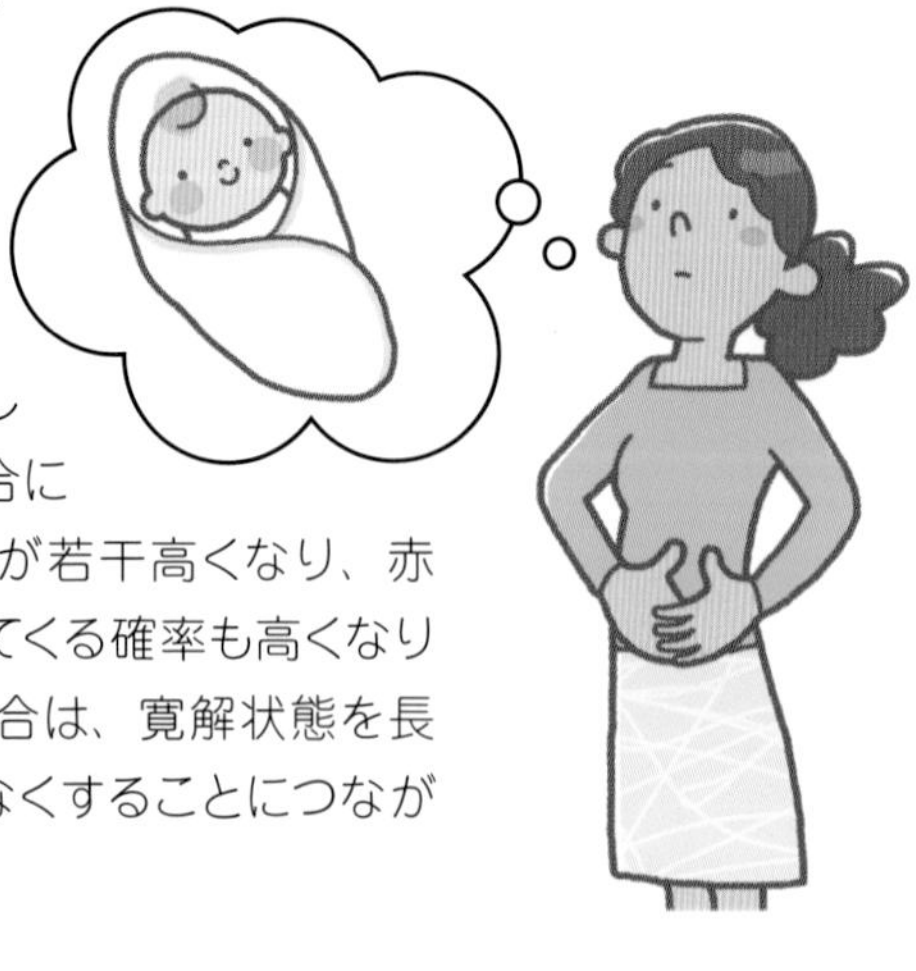

炎症性腸疾患が再燃しているときに妊娠した場合には、流産や早産のリスクが若干高くなり、赤ちゃんが低体重で生まれてくる確率も高くなります。妊娠を希望する場合は、寛解状態を長く保つことがリスクを少なくすることにつながります。

第3章

潰瘍性大腸炎・クローン病の治療

潰瘍性大腸炎とクローン病の治療の柱は薬物療法ですが、手術が必要な場合もあります。どんな状態のときにどんな薬が使用されるのか、また、手術が必要な状態と手術法について紹介します。

治療の目的は炎症を抑えること

治療の目標は寛解状態の維持

潰瘍性大腸炎やクローン病は、症状が落ち着いている「寛解」と、症状が悪化する「再燃」をくり返す原因不明の病気です。近年、治療は進歩しているものの、いまだに発症の原因は不明で、完治のための治療法も見つかっていません。

そのため、治療としては、症状を改善し、できるだけよい状態を維持することを目標としています。

それにはまず、「寛解導入療法」といって、腸の炎症を抑える治療を行い、強い症状を改善します。

しかし、炎症が鎮まり普通の生活ができる寛解状態になっても、しばしば再発します。それを防ぐために、寛解導入療法で炎症や症状が落ち着いたら、次に「寛解維持療法」を行っていきます。これは文字通り、炎症や症状を抑えた寛解の状態を維持するための治療です。

炎症が起こりにくい状態にしていくことで、腸の粘膜の状態も正常に近づけていくことができます。

長期に治療を継続していく必要がある

原因がわかっていない潰瘍性大腸炎やクローン病は、治療が長期間になることもありますが、長期に治療を継続していくという点でいえば、高血圧や糖尿病などの生活習慣病と同じです。悪化させず、より良い状態を保つために上手な付き合い方を工夫しましょう。

治療には、いくつかの方法があります。適切な治療で症状を改善し、炎症を抑えるためにも、まずは炎症性腸疾患という病気をよく理解し、自分の病状や体調をみながら、主治医とよく相談をして治療法を選択していくことが大切です。

潰瘍性大腸炎・クローン病の治療の考え方

潰瘍性大腸炎・クローン病は、寛解と再燃をくり返す病態だが、適切な治療を行うことで、寛解状態を維持することができる。

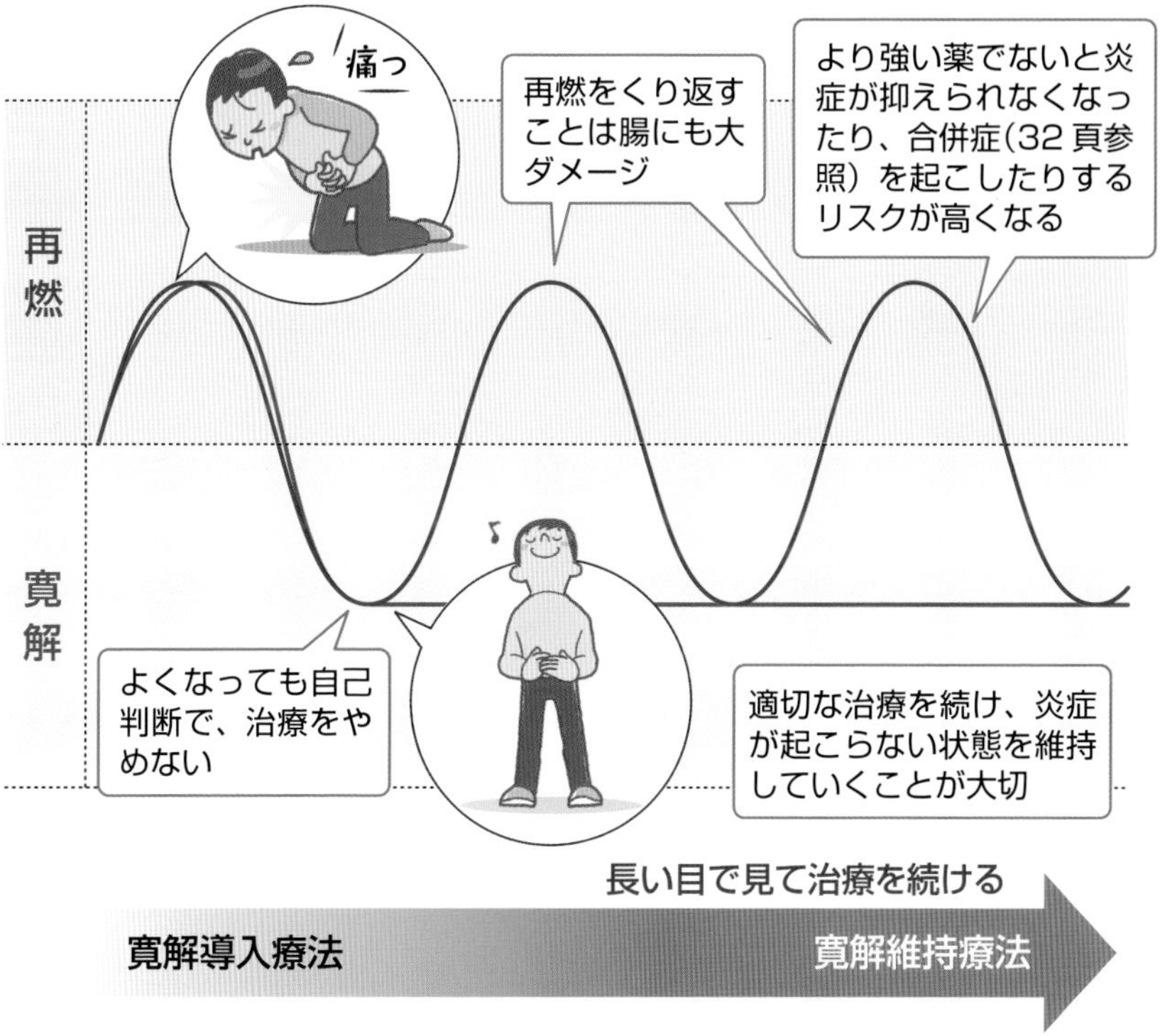
痛っ
再燃をくり返すことは腸にも大ダメージ
より強い薬でないと炎症が抑えられなくなったり、合併症（32 頁参照）を起こしたりするリスクが高くなる
再燃
寛解
よくなっても自己判断で、治療をやめない
適切な治療を続け、炎症が起こらない状態を維持していくことが大切
長い目で見て治療を続ける
寛解導入療法
寛解維持療法

―― 病態	潰瘍性大腸炎とクローン病は、再燃と寛解をくり返す
―― 治療目標	炎症を抑える寛解導入療法から、 症状がない状態を維持する寛解維持療法へ

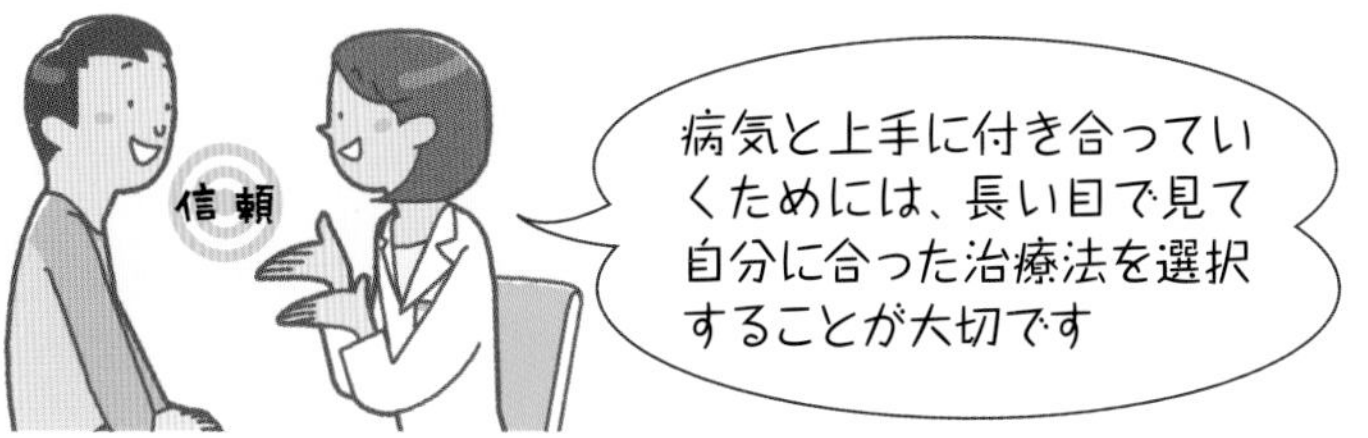
信頼
病気と上手に付き合っていくためには、長い目で見て自分に合った治療法を選択することが大切です

どんな治療法があるのか

炎症を抑える内科的治療が基本

潰瘍性大腸炎やクローン病の治療の目標は、炎症を抑えて症状のない状態を長く保つことです。

そのための治療としては、「薬物療法」と「栄養療法」を基本とした内科的治療が行われます。

治療の柱となる薬物療法で使われる治療薬には、薬の強さや働き方が異なるものがいくつかあります。そのなかから炎症の部位や重症度に応じて、適切な治療薬が使われます。

また、クローン病の活動期では、薬物療法のほかに栄養療法（88頁参照）も行われます。消化する必要がない特殊な栄養剤をのんだり、点滴したりする方法です。必要な栄養を摂取するとともに、炎症によってダメージを受けている腸の負担を減らすことで、症状の改善へつなげていきます。

薬物治療などで効果が得られなければ手術も

潰瘍性大腸炎では、病状に応じた治療薬を使用しても効果が得られなかったり、大腸に穴があいたり、腸管が狭くなったり、大腸がんを合併していたりする場合、大腸を全部とる全摘手術が行われます。

クローン病の場合も、治療薬で効果が認められないときや、合併症が起きたときなどに手術が行われます。手術では、潰瘍性大腸炎のように全摘ではなく、病変が生じている部位のみをとり、できるだけ腸管を残します。

さらに、クローン病の合併症で腸管が狭くなる狭《きょう》窄《さく》が起こった場合は、「内視鏡的バルーン拡張術」で、腸管を広げる治療が行われます。また、クローン病による痔瘻、肛門の周囲の膿瘍など、肛門の病変が悪化したときも手術をします。

潰瘍性大腸炎・クローン病の治療法

薬物療法（74〜85頁参照）

病状に合わせて
適切な治療薬を使う

主な治療薬

- 5-ASA製剤
- ステロイド剤
- 免疫調節剤
- 抗TNF-α抗体製剤
- 抗菌薬　など

手術（94〜101頁参照）

内科的治療で
効果が得られないときに行う

主な手術

- 潰瘍性大腸炎→大腸全摘
- クローン病
  →狭窄など腸管の合併症の手術
  痔瘻などの肛門病変の手術

栄養療法（88頁参照）

腸への負担を
減らして栄養補給

主な栄養療法

- 経腸栄養療法
- 経静脈栄養療法

血球成分除去療法

（86頁参照）

炎症の原因となっている血液中の白血球を機械で取り除く方法で、5-ASA製剤やステロイド剤の効果が得られない場合に行われる。

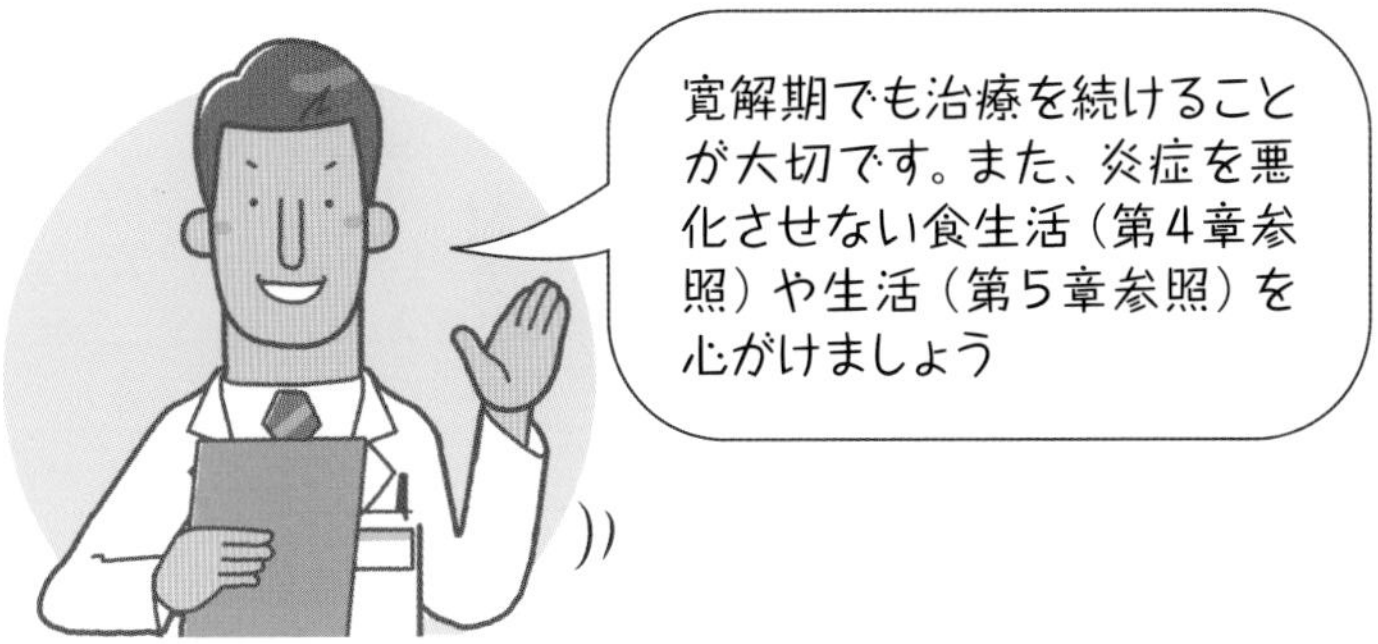
寛解期でも治療を続けることが大切です。また、炎症を悪化させない食生活（第4章参照）や生活（第5章参照）を心がけましょう

潰瘍性大腸炎の治療で把握しておくこと

病変の範囲や重症度により治療は変わる

潰瘍性大腸炎は、びらんや潰瘍などの病変範囲、重症度、活動期なのか寛解期なのかによって、使用する治療薬の種類、投与方法が選択されます。そのため、問診や検査でどの病状のタイプかを把握したうえで、それぞれに適した治療をしていきます。

活動期と寛解期では治療法が異なる

潰瘍性大腸炎には、「活動期」と「寛解期」の2つの病期があります。現在、どちらの病期にあるかは、症状の有無だけでなく、粘膜の状態を内視鏡検査で判断し、治療内容を変えていきます。

炎症の広がりは3つに分類される

潰瘍性大腸炎の炎症は、肛門に近い直腸から始まります。そして結腸、盲腸に向かって広がっていくのが特徴です。

炎症範囲は、「直腸炎型」「左側大腸炎型」「全大腸炎型」の3つに分類されます。そしてタイプによって、効果的な治療薬が使われます。

軽症であれば入院治療の必要はない

排便回数や血便、発熱、脈拍、貧血（ヘモグロビン値）、赤沈（赤血球沈降速度）の程度から、症状の程度をみます。

これらから重症、中等症、軽症の3つに分けます。重症化するに従って、強い作用の薬が使われます。重症の場合は入院治療が必要ですが、軽症、中等症であれば通院治療でかまいません。

なお、重症よりも重い症状の「劇症」では、手術が必要になることがあります。

潰瘍性大腸炎の病期・病変範囲・重症度

病期の分類

活動期
- 血便がある
- 粘膜にむくみがある
- 出血しやすい状態
- びらんや潰瘍などがある

寛解期
- 血便なし
- 粘膜の状態が改善されている
- 症状がない状態

病変範囲による分類

直腸炎型
病変が直腸に限られる

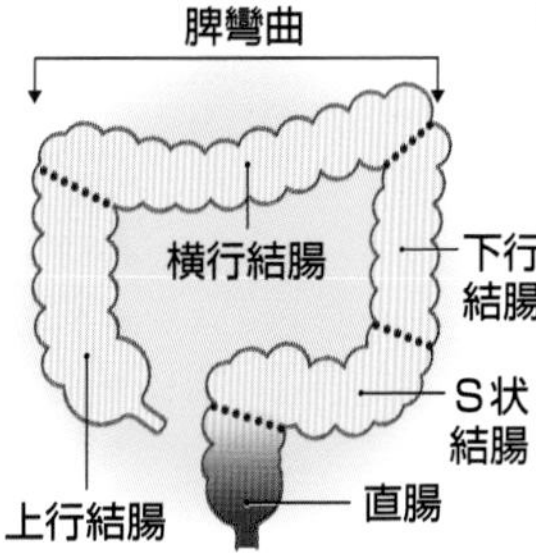

左側大腸炎型
横行結腸と下行結腸の
移行部の脾彎曲までに留まる

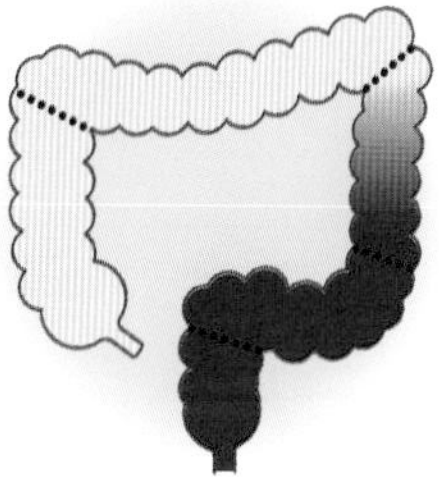

全大腸炎型
脾彎曲《ひわんきょく》を超えて広がる

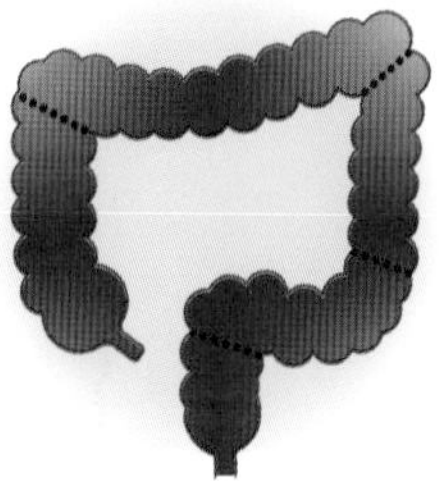

重症度による分類

	重症	中等症	軽症
①排便回数	1日6回以上	重症と軽症の中間	1日4回以下
②顕血便《けんけつべん》	(+++)		(+)～(−)
③発 熱	37.5℃以上		(−)
④頻《ひん》 脈《みゃく》	90／分以上		(−)
⑤貧 血	Hb(ヘモグロビン)10g／dL以下		(−)
⑥赤《せき》 沈《ちん》	30㎜／hr以上		正常
またはCRP	3.0㎎／dL以上		正常

厚生労働省科学研究費補助金　難治性疾患政策研究事業「難治性炎症性腸疾患障害に関する研究」(鈴木班) 令和元年度分担研究報告書　潰瘍性大腸炎・クローン病診断基準・治療指針 令和元年度改訂版 (令和2年3月31日)、2020より引用

潰瘍性大腸炎の治療の進め方

5-ASA製剤の基本薬から始める

潰瘍性大腸炎の治療は、病変の分類や重症度（67頁参照）に応じた薬物療法から始まります。

軽症から中等症の活動期においては、5-ASA（5-アミノサリチル酸）製剤の経口剤や局所製剤（坐薬、注腸剤）の基本薬のほか、ステロイド局所製剤（坐薬、注腸剤、注腸フォーム剤*）も用いられます。

5-ASA製剤は経口剤（のみ薬）が一般的ですが、病変範囲が狭い「直腸炎型」の場合、局所製剤の注腸剤（浣腸タイプ）や坐薬（肛門から入れるタイプ）や、ステロイドの局所製剤が有効とされています。また、病変範囲が広いときや、早期に症状を改善したいときは、経口剤、局所製剤を併用した治療が行われます。

重症になるにつれ強い薬にシフト

中等症以上になると、基本薬に加えてステロイドの経口剤や注射剤が用いられますが、ステロイド剤は長く使う薬ではないので、効果が得られなければ早めに中止します。なお、ステロイドを減量・中止すると再燃するときは、アザチオプリンなどの免疫調節剤薬を使用します。この薬は効果が現れるのに2〜3ヵ月かかりますが、寛解状態維持に有効です。

この治療でも効果が得られない場合は、潰瘍性大腸炎の免疫異常に関連する血液中の免疫細胞を取り除く「血球成分除去療法」（86頁参照）や、炎症を引き起こす物質の働きを抑える抗TNF-α抗体薬、免疫抑制剤などが用いられます。これらの薬で寛解導入ができた場合は、そのまま治療を継続して寛解維持を行っていきます。

用語解説　注腸フォーム剤　肛門から入れるムース状のステロイド剤のこと。

潰瘍性大腸炎の治療薬の流れ

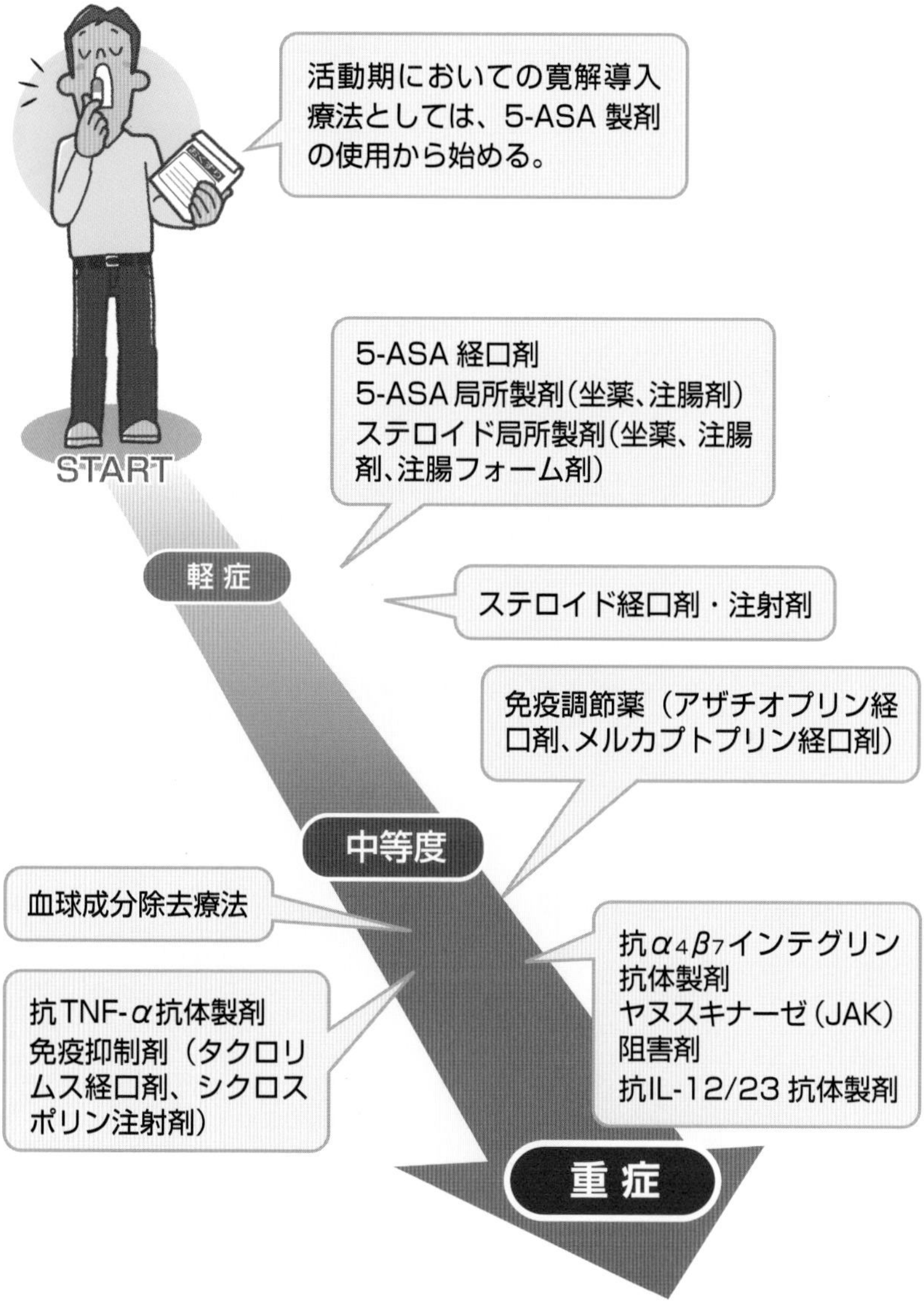
活動期においての寛解導入療法としては、5-ASA 製剤の使用から始める。
START
5-ASA 経口剤
5-ASA 局所製剤（坐薬、注腸剤）
ステロイド局所製剤（坐薬、注腸剤、注腸フォーム剤）
軽症
ステロイド経口剤・注射剤
免疫調節薬（アザチオプリン経口剤、メルカプトプリン経口剤）
中等度
血球成分除去療法
抗 $\alpha_4\beta_7$ インテグリン抗体製剤
ヤヌスキナーゼ（JAK）阻害剤
抗IL-12/23 抗体製剤
抗TNF-α抗体製剤
免疫抑制剤（タクロリムス経口剤、シクロスポリン注射剤）
重症

内科的治療で効果が得られない場合は手術

クローン病の治療で把握しておくこと

腸管の病変部位や重症度で治療法が決まる

クローン病の炎症は、腸粘膜の表面にとどまらず、腸壁の深くまで進行します。

そのため、炎症が強くなったり、何度もくり返したりするうちに、腸と腸、腸と他の臓器や皮膚がトンネルでつながる「瘻孔《ろうこう》」、腸管が狭くなる「狭窄《きょうさく》」、さらに狭くなった腸管の部位に食べたものなどを通すことができなくなる「閉塞《へいそく》」などが起こることがあります。

これらの病変は、消化管のあらゆるところに生じますが、病変の発生場所によって、「小腸型」「小腸大腸型」「大腸型」の3つに病型を分けています。

クローン病では、潰瘍、瘻孔、狭窄などの病変の種類や、病変がある部位、さらに炎症や症状の強さ、合併症の有無などから判断した重症度によって、治療薬の種類や投与法が決まります。

基本的には、炎症を抑え、合併症を予防するため、内科的治療の薬物療法と栄養療法が行われます。

内科的治療で合併症が改善しないときは手術

薬物療法や栄養療法などの内科的治療で症状の改善が得られず、生活にも支障が生じている場合は、外科的治療の手術が行われます。

手術の大半は、合併症の病変を改善するものです。腸管の合併症である狭窄を広げたり、孔《あな》があいている瘻孔の部分を切除したりする手術をします。

また、クローン病では肛門部に病変が生じることが多くあります。生活に支障が及ぶ場合は、痔瘻《じろう》の手術や、肛門周囲にたまった膿《うみ》を切除する手術を行い、つらい症状を改善していきます。これらは、重症度に関わらず手術します。

クローン病の病変部位・病変・重症度

病変部位による分類

小腸型
小腸にだけ病変がある

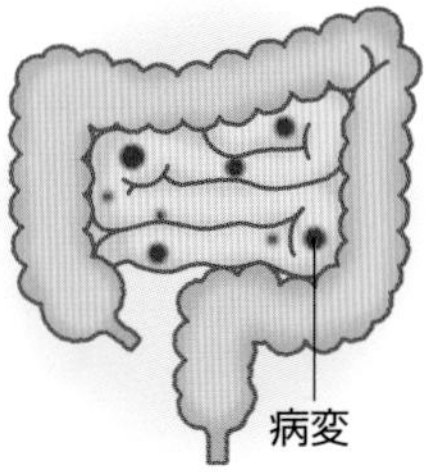

小腸大腸型
小腸と大腸に病変がある

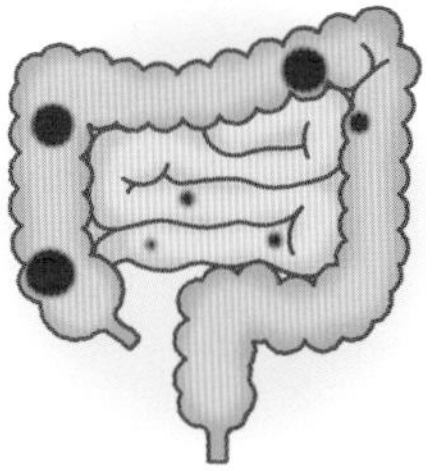

大腸型
大腸にだけ病変がある

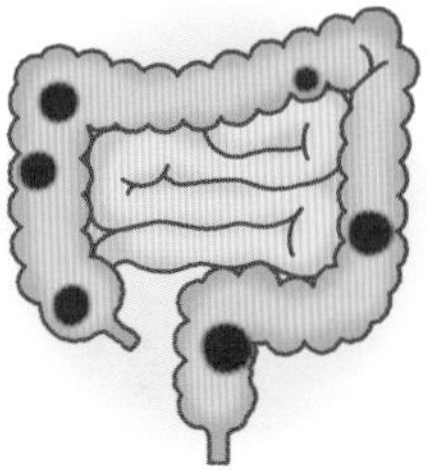

病変の特徴

瘻 孔
(腸と腸、または腸と他の臓器・皮膚がトンネルでつながる状態)

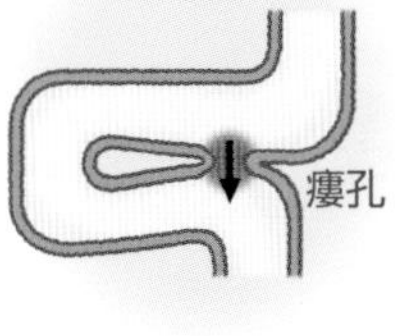

狭 窄
(腸の内腔の一部が狭くなっている状態)

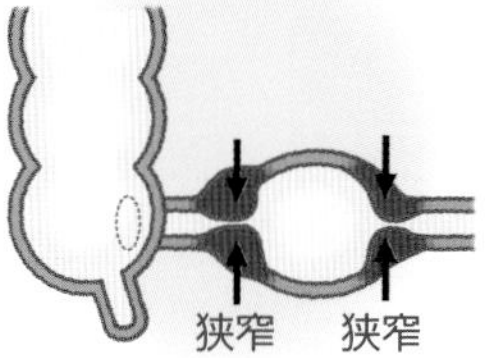

肛門部の病変
(痔瘻・膿瘍)

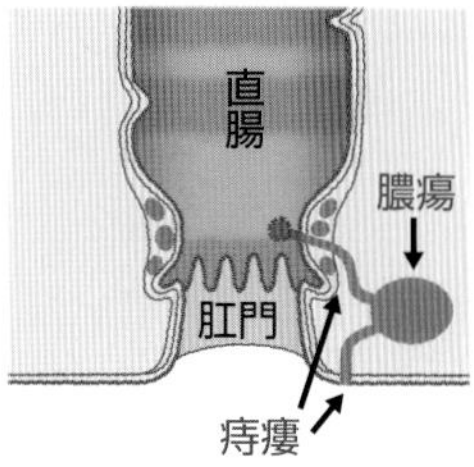

重症度による分類

	CDAI*	合併症	炎症(CRP 値)	治療反応
軽症	150～220	なし	わずかな上昇	
中等症	220～450	明らかな腸閉塞などなし	明らかな上昇	軽症治療に反応しない
重症	450<	腸閉塞、腫瘍など	高度上昇	治療反応不良

*Crohn's Disease Activity index の略。過去1週間の便の状態、腹痛、貧血、体重減少の程度などを点数化し、計算式に当てはめて出す指標。

厚生労働省科学研究費補助金　難治性疾患政策研究事業「難治性炎症性腸疾患障害に関する研究」(鈴木班) 令和元年度分担研究報告書　潰瘍性大腸炎・クローン病診断基準・治療指針　令和元年度改訂版 (令和元) より引用

クローン病の治療の進め方

栄養療法と薬物療法を並行して行う

クローン病の内科的治療は、栄養療法（88頁参照）と薬物療法の二本立てで行います。

栄養療法の目的は、腸に負担をかけない食事をすることで、腸の安静を保ち、再燃を防ぐことです。栄養バランスのとれた食事を基本に、腸を刺激する食べ物や、腸の消化作業に負担をかける食べ物を避けたり、腸が消化する必要のない特殊な「成分栄養剤」を使用したりします。

軽症から中等症の活動期では、成分栄養剤を口からのんだり、鼻に管を入れて腸に入れたりする「経腸栄養療法」が行われます。なお、入院が必要なほどの重症または低栄養状態の場合は、点滴で静脈から成分栄養剤を投与する「中心静脈栄養法」が行われます。

寛解導入は5-ASA製剤を使用

薬物療法としては、軽症から中等症の場合、炎症を抑える5-ASA製剤の経口剤が使用されます。この薬で炎症が抑えられないときは、副作用が比較的少ないステロイド経口剤のブデソニドが使われます。ステロイドが減量・中止できない場合は、免疫調節薬が使用されます。炎症が強く、5-ASA製剤やステロイド剤で効果がみられない場合は、血球成分除去療法（86頁参照）や、生物学的製剤とよばれる抗TNF-α抗体製剤や抗IL-12/23抗体製剤で炎症に関する物質を抑えます。

また、肛門部に痔瘻などの病変があるときは、抗菌剤が用いられることもあります。狭窄《きょうさく》や痔瘻《じろう》など重い合併症で生活に支障が生じるときは、手術が行われます。

クローン病の治療薬の流れ

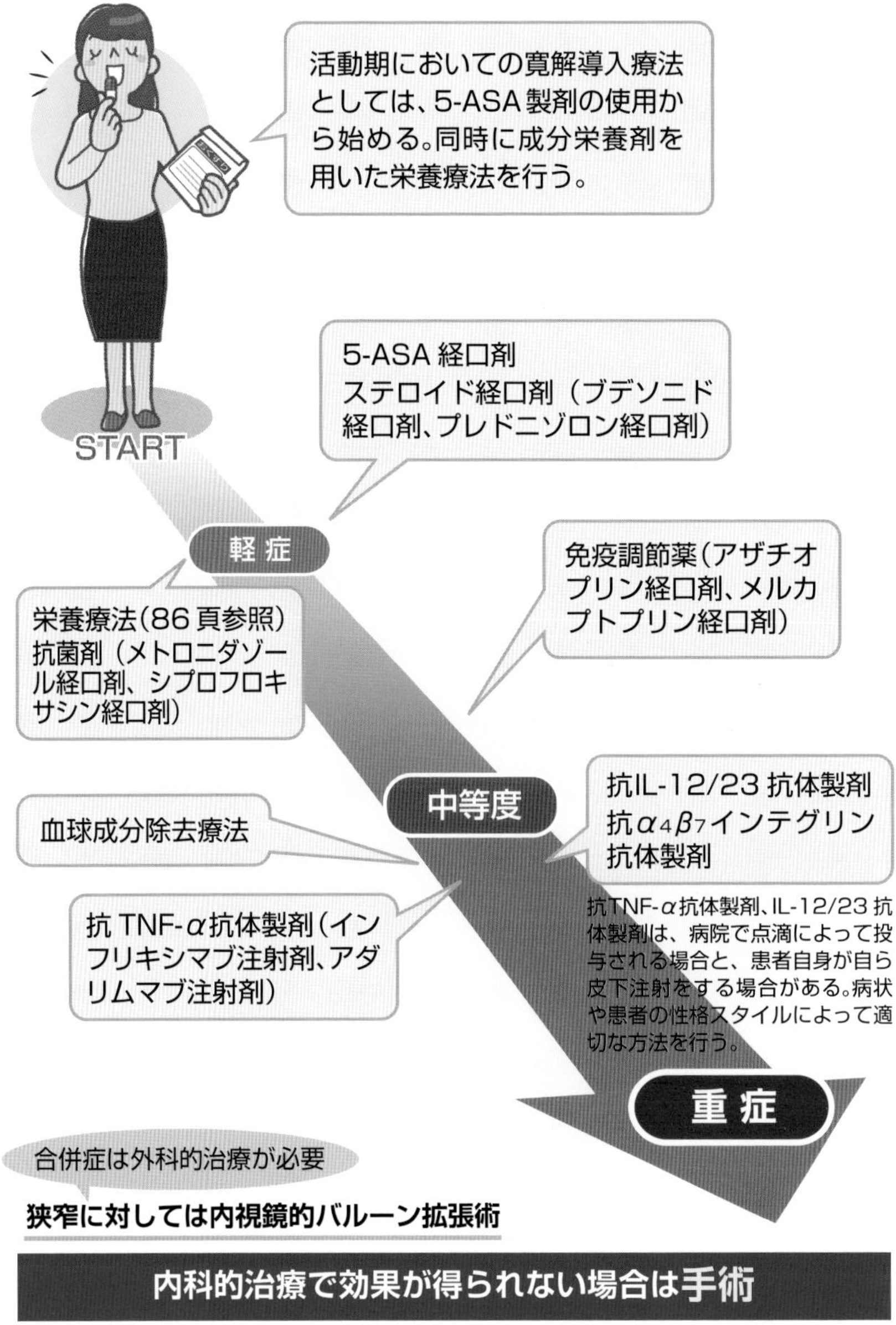
活動期においての寛解導入療法としては、5-ASA製剤の使用から始める。同時に成分栄養剤を用いた栄養療法を行う。
START
5-ASA経口剤
ステロイド経口剤（ブデソニド経口剤、プレドニゾロン経口剤）
軽 症
栄養療法（86頁参照）
抗菌剤（メトロニダゾール経口剤、シプロフロキサシン経口剤）
免疫調節薬（アザチオプリン経口剤、メルカプトプリン経口剤）
中等度
血球成分除去療法
抗IL-12/23抗体製剤
抗$\alpha_4\beta_7$インテグリン抗体製剤
抗TNF-α抗体製剤（インフリキシマブ注射剤、アダリムマブ注射剤）
抗TNF-α抗体製剤、IL-12/23抗体製剤は、病院で点滴によって投与される場合と、患者自身が自ら皮下注射をする場合がある。病状や患者の性格スタイルによって適切な方法を行う。
重 症
合併症は外科的治療が必要
狭窄に対しては内視鏡的バルーン拡張術
内科的治療で効果が得られない場合は手術

治療の柱は薬物療法

治療薬の投与法は大別すると3つ

潰瘍性大腸炎とクローン病の治療は、炎症を抑える薬物療法が中心です。病状によって適した治療薬が使われますが、その投与法は、①経口剤（内服薬）、②注腸剤・坐薬、③注射・点滴（静注）の3つがあります。

経口剤は、口からのむ薬で、腸に届いて炎症に作用するほか、腸で吸収された薬の成分が血液中に取り込まれて患部に作用します。

注腸剤・坐薬は、おしりの肛門から入れる薬です。注腸剤は直腸からS状結腸、下行結腸あたりまで作用するのに対し、坐薬は直腸を中心に作用します。

注射・点滴で投与する薬は、血液中に薬の成分を入れることによって全身を巡り、薬の効果を発揮します。

再燃予防のために服薬遵守《じゅんしゅ》を

潰瘍性大腸炎やクローン病は、長期間、薬を使用し続ける必要があります。しかし、それをきちんと続けることは簡単ではないでしょう。

腹痛や下痢など、潰瘍性大腸炎・クローン病の症状には波があります。症状があるときは、医師の指示通りに薬を服用・使用できても、症状がなくなると薬をのみ忘れたり、面倒になってしまったりしがちです。症状がよくなったからといって、自己判断で薬をやめたり、量を減らしたりすると寛解状態が維持できず、再燃するリスクが高まります。再燃をくり返すのは重症化につながります。

できるだけ不快な症状のないよい状態を長く保つためにも、医師が治療計画に基づき指示した薬をきちんと使用する「服薬遵守《じゅんしゅ》」が鉄則です。

長期間にわたり薬を正しく使用するポイント

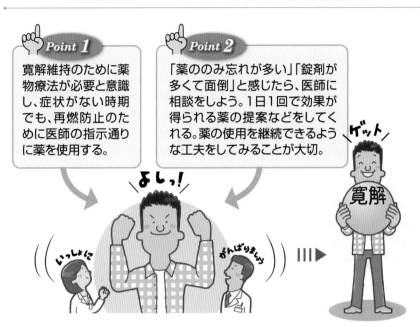

Point 1

寛解維持のために薬物療法が必要と意識し、症状がない時期でも、再燃防止のために医師の指示通りに薬を使用する。

Point 2

「薬ののみ忘れが多い」「錠剤が多くて面倒」と感じたら、医師に相談をしよう。1日1回で効果が得られる薬の提案などをしてくれる。薬の使用を継続できるような工夫をしてみることが大切。

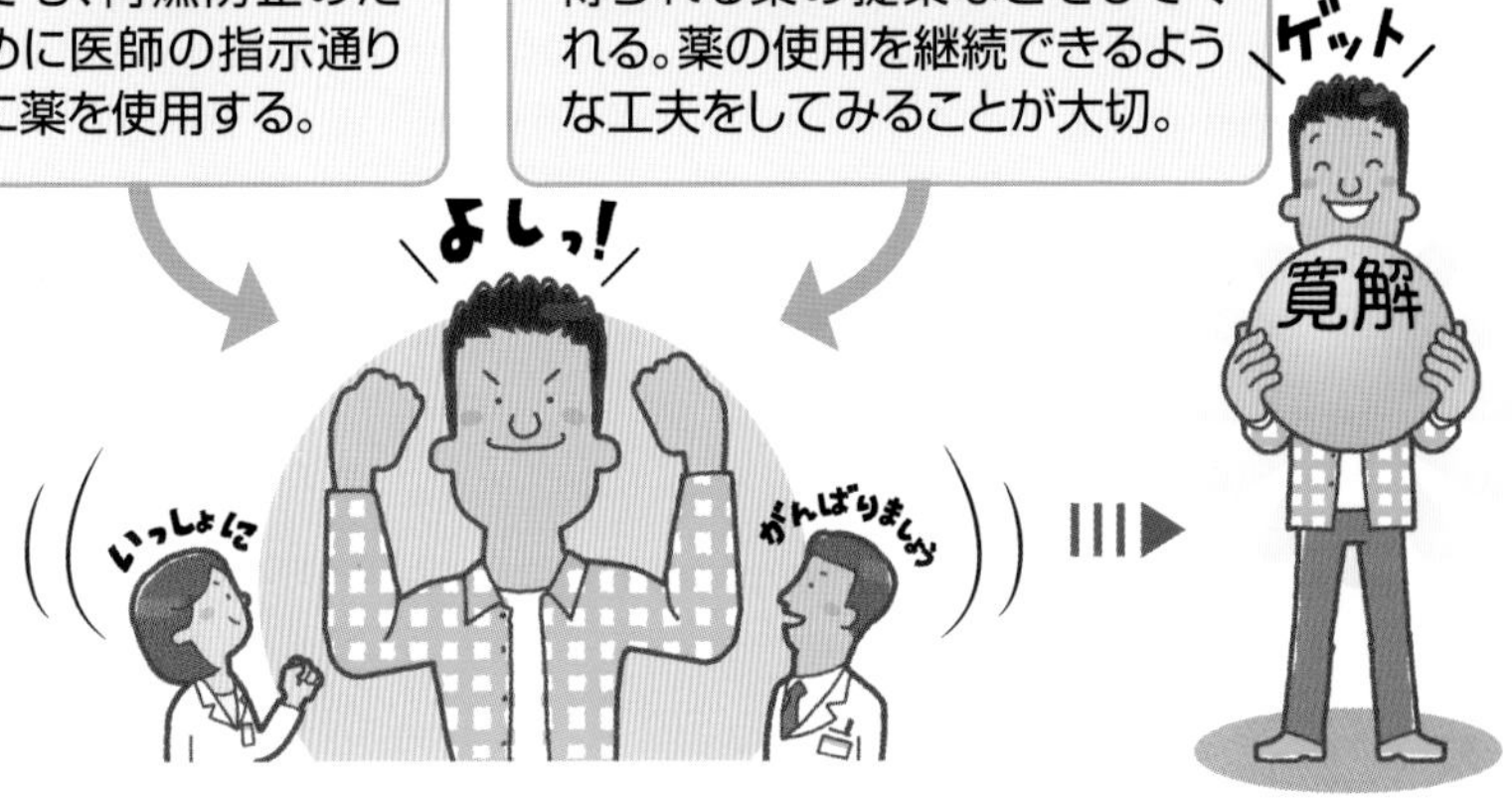
ゲット
よしっ!
寛解
いっしょに
がんばりましょう

▼服薬遵守と寛解維持率（潰瘍性大腸炎の場合）

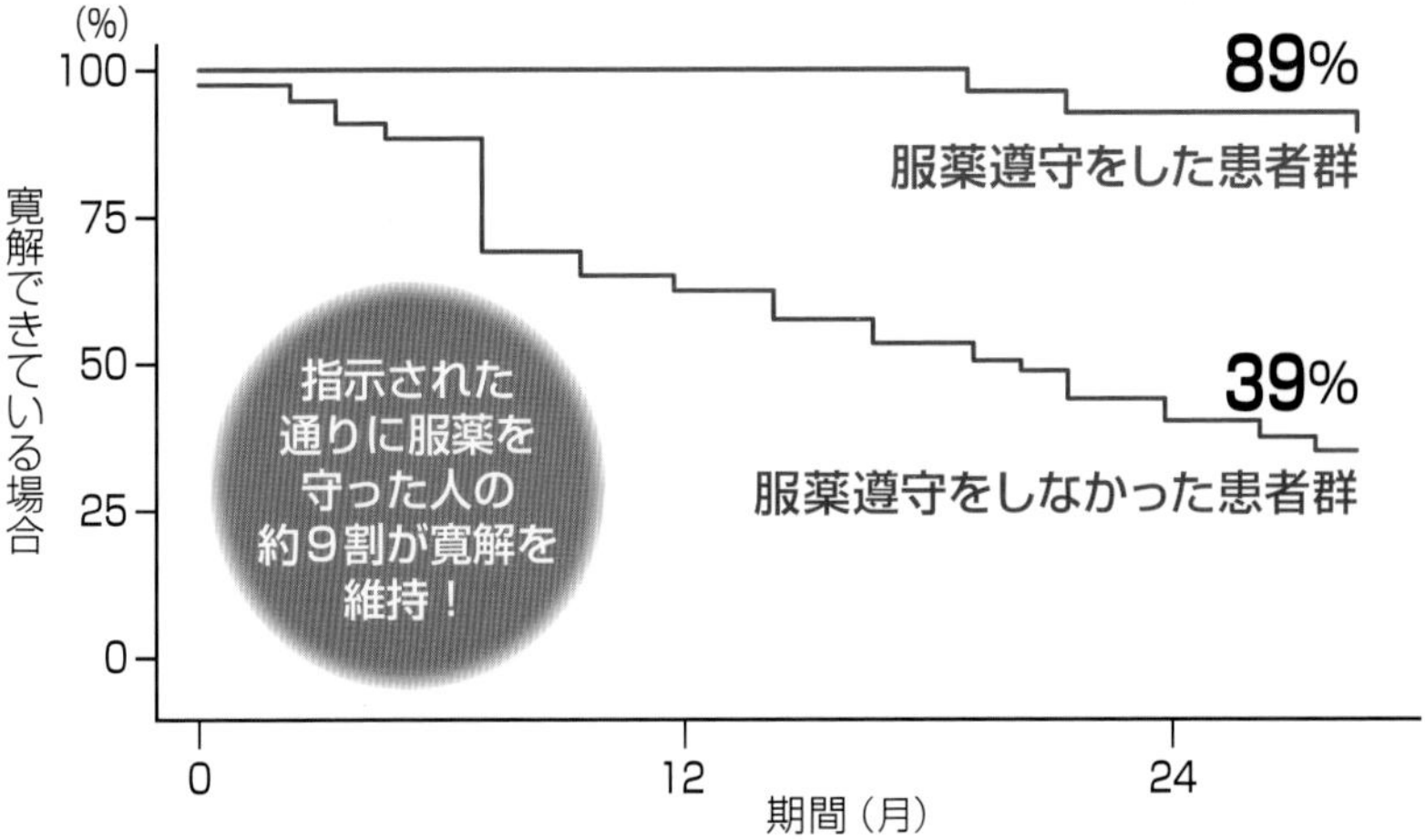
(%)
100
75
50
25
0
寛解できている場合
89%
服薬遵守をした患者群
39%
服薬遵守をしなかった患者群
指示された通りに服薬を守った人の約9割が寛解を維持！
0
12
24
期間（月）

厚生労働省科学研究費補助金　難治性疾患政策研究事業「難治性炎症性腸疾患障害に関する研究」（鈴木班）令和元年度分担研究報告書

治療薬「5-ASA製剤」の特徴

活動期の症状改善と寛解維持に使用

5-ASA製剤は、5-アミノサリチル酸を成分とする薬で、腸管の炎症を抑える働きをします。

潰瘍性大腸炎、クローン病の活動期の症状を抑えるとともに、再燃を予防するための寛解維持に使用される基本薬です。

病状にもよりますが、一般的に経口薬が使われます。代表的な薬には、メサラジン経口薬、サラゾスルファピリジン経口薬があります。

メサラジンは、サラゾスルファピリジンの改良薬で、有効成分の5-アミノサリチル酸のみを含む薬です。この薬は、大腸から小腸にわたって薬を放出するため、病変の部位にかかわらず、炎症を抑える効果が期待できます。

一方、サラゾスルファピリジンは、大腸内の腸内細菌によって5-アミノサリチル酸と、副作用の原因となるスルファピリジンに分解されます。そのため、この薬は大腸に病変がある場合のみ、活動期の症状を抑え、再燃を防ぐための寛解維持療法として用いられます。

潰瘍性大腸炎では注腸剤・坐薬で使う場合も

潰瘍性大腸炎で直腸やS状結腸に炎症がある場合は、下痢や血便の症状の原因となります。これらの症状を改善するときは、5-ASA局所製剤が使用されます。肛門から薬を投与し、直接、病変に作用させるもので、メサラジン注腸剤、メサラジン坐薬、サラゾスルファピリジン坐薬があります。

なお、メサラジンの注腸剤と坐薬は、経口剤と併用することで、病変範囲が広い場合でも直腸の炎症を抑えることができます。

5－ASA経口製剤・局所製剤

経口薬

	メサラジン経口薬	サラゾスルファピリジン経口薬
商品名	**潰瘍性大腸炎**…ペンタサ®、アサコール®、リアルダ® **クローン病**……ペンタサ®	サラゾピリン®
特徴	潰瘍性大腸炎、クローン病の基本薬。活動期の症状を抑え、再燃を予防する寛解維持療法にも使用される。また、手術後の再発予防にも用いられる。	大腸に病変がある場合の活動期の症状を抑え、再燃を予防する寛解維持療法にも使用される。

局所製剤

	メサラジン注腸剤	メサラジン坐薬	サラゾスルファピリジン坐薬
商品名	ペンタサ注腸®	ペンタサ坐剤®	サラゾピリン坐剤®
特徴	メサラジン経口薬とともに、潰瘍性大腸炎の基本薬。病変範囲が広い場合や、早期治療効果を得たい場合は経口剤と併用される。	メサラジン経口薬とともに、潰瘍性大腸炎の基本薬。直腸の病変に有効。直腸を超える広い範囲の病変の場合、経口剤と併用すれば病変範囲が広い直腸の炎症を抑えることができる。	サラゾスルファピリジン経口薬とともに、軽症から中等症の活動期と再燃を防ぐ寛解期に用いられる。直腸の病変に有効だが、直腸を超える病変には坐薬単独では効果が期待できない。

治療薬「ステロイド製剤」の特徴

炎症が強いときの寛解導入に使用

ステロイド製剤は、基本薬の5-ASA製剤に加え寛解導入をはかる薬です。活動期の炎症を抑えるのに非常に有効で、症状を改善します。

ステロイド製剤には、経口剤、局所製剤の2タイプがあります。経口剤は、局所製剤に比べると全身に作用して炎症を強力に抑制する効果が高い反面、副作用もあります。ただし、最近は以前よりも副作用が出にくい経口剤が使用されるようになっているので、適切な使い方をすれば大きな問題は起こりません。

潰瘍性大腸炎でも軽症の場合は、まずステロイド局所製剤（注腸剤・坐薬）を使用します。肛門からの注入で直接ステロイドを病変部分に届け、炎症を鎮めます。中等症になると、ステロイド経口剤、そして症状がさらに強くなるとステロイド注射剤が使用されます。

クローン病では、病状によりますが、軽症からステロイド経口剤を使用し、活動期の炎症を抑えます。

短期に使う薬で寛解維持療法には使用しない

ステロイド製剤は、長期にわたって使用すると、体に好ましくない作用が現れることもあります。そのため、効果が得られたら少しずつ量を減らしていき、最終的に投与を中止します。ステロイド製剤はあくまで短期間の使用にとどめるのが原則で、寛解維持には使用されません。効果があったからといって、長期間使用することは避けます。

なお、ステロイド製剤が効かない、または効いてもその後に減量・中止をすると症状が悪くなる場合は、次のステップの薬を使用します。

ステロイド経口剤・局所製剤

潰瘍性大腸炎

ステロイド注腸剤

	プレドニゾロン注腸剤	ベタメタゾン注腸剤
商品名	プレドネマ注腸®	ステロネマ注腸®
特徴	直腸やS状結腸の炎症を抑えて症状を改善。ほかのステロイド注腸剤より副作用を抑えることが可能。	液量 100 mℓは脾彎曲までの病変に、液量 50mℓは直腸・S状結腸の病変に効果が期待できる。

ステロイド経口剤・注射剤

	プレドニゾロン経口剤	ステロイド注射剤
商品名	プレドニン®	水溶性プレドニン® など
特徴	ステロイドとしてプレドニゾロンを有効成分とする薬。自己判断で勝手に薬を中止すると症状が悪化するので注意。	

クローン病

ステロイド経口剤

	ブデソニド経口剤
商品名	ゼンタコート®
特徴	ステロイドとしてブデソニドを有効成分とする薬。病変部位の局所で効果を発揮するため、副作用をより抑えることができる。

※潰瘍性大腸炎同様、プレドニゾロン経口剤が使用されることもある。

治療薬「免疫調節薬」の特徴

過剰な免疫反応を抑えて炎症を鎮める

免疫とはウイルス感染や病気から体を守る防御システムですが、これが正常に働かず免疫反応が過剰になると、自分自身を攻撃して炎症を引き起こすことがあります。

免疫調節薬は、もともと臓器移植のときの免疫反応を抑えたりするものとして開発された治療薬ですが、潰瘍性大腸炎やクローン病の治療にも有効なことがわかり、使用されるようになりました。

これは、炎症に働きかけるものではなく、過剰な免疫反応を抑えることによって、結果的に炎症を抑えていく薬です。免疫機能で重要な働きをするリンパ球の活性化や増殖を抑えることで、炎症を起こりにくくします。調節薬の名の通り、免疫機能の過剰反応を抑える調節をするだけで、免疫機能が低下することはありません。

ステロイド製剤を減らすと症状がひどくなる場合、次のステップの薬として使用されます。

治療開始前には血液検査が必要

潰瘍性大腸炎とクローン病の免疫調節薬には、アザチオプリン経口剤とメルカプトプリン経口剤があります。

これらの薬は症状を抑えながらステロイド製剤の減量や中止が可能で、寛解を維持する効果も認められています。

なお、治療開始前には血液検査を行うほか、治療開始後も定期的に血液検査をして副作用の有無を確認します。

治療の継続が難しい副作用が出た場合は、次のステップの治療薬を使用します。

免疫調節薬の経口剤

	アザチオプリン経口剤	メルカプトプリン経口剤
商品名	イムラン®、アザニン®	ロイケリン®
特徴	ステロイドの減量、中止、寛解維持に効果がある。ただし、効果が現れるまで2～3ヵ月は要する。重篤な副作用に急性の白血球減少があるが、これは遺伝子と関係しているので、それを調べるために治療前は必ず遺伝子検査(NUDT15)を行う。 なお、ロイケリン® は、潰瘍性大腸炎に対する保険適応はない。	

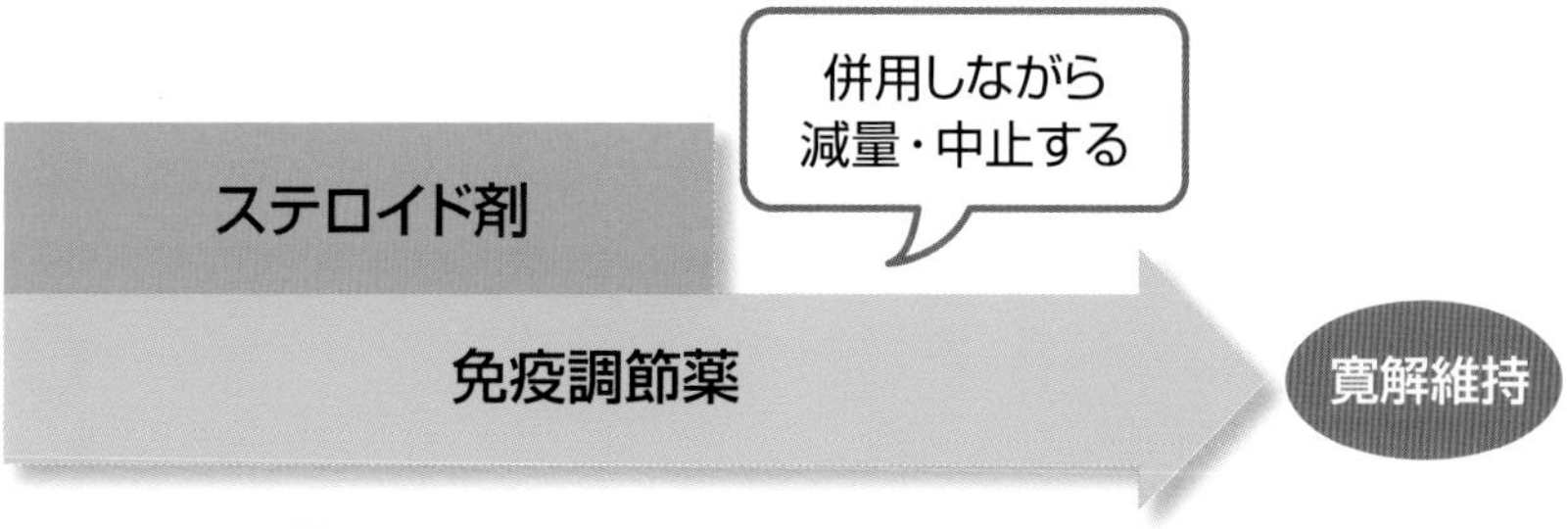

併用しながら
減量・中止する
ステロイド剤
免疫調節薬
寛解維持

免疫抑制剤

潰瘍性大腸炎には、より強い薬として「免疫抑制剤」が使用されることがある。

タクロリムス経口剤は、即効性があるので、ステロイド治療で効果が得られない患者への寛解導入で使用される。

シクロスポリン注射剤は、重症の患者が対象の薬で、ステロイド治療の効果が得られない場合、点滴を投与して免疫反応を抑制し、手術を回避することができる。しかし、症状が抑えられても、数年後に手術となるケースもある。なお、シクロスポリン注射剤は自由診療(健康保険が使えない診療)になっている。

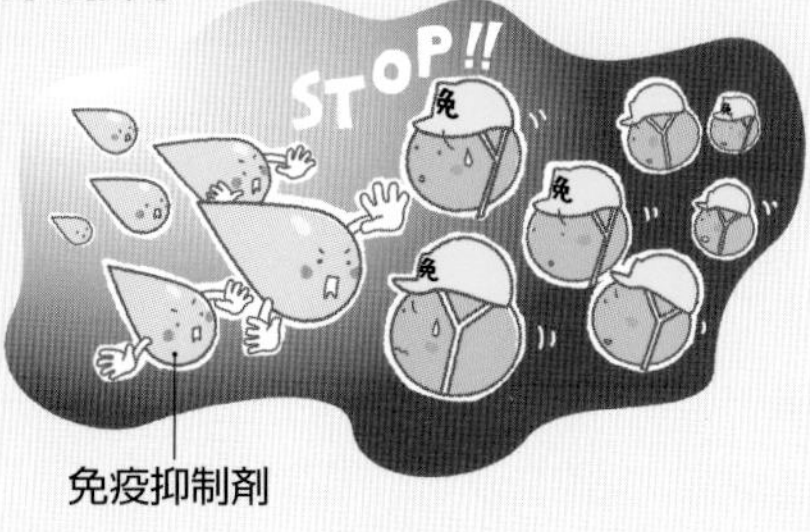

STOP!!
免
免疫抑制剤

治療薬「抗TNF-α抗体製剤」の特徴

中等症から重症の炎症を抑制する薬

潰瘍性大腸炎・クローン病の中等症から重症の活動期において、ステロイド製剤や免疫調節薬などを使用して炎症抑制をはかっても、効果が得られない場合は、抗TNF-α抗体製剤が用いられます。

TNF-αとは、免疫細胞から分泌されるたんぱく質のサイトカイン*の一種で、体にさまざまな炎症を引き起こす働きをするものです。潰瘍性大腸炎やクローン病では、免疫系が過剰反応して、炎症性サイトカインとよばれるTNF-αが体内で増えて、腸管に炎症が起きます。

そこで、TNF-αの過剰分泌を中和する作用がある抗TNF-α抗体製剤を投与するのです。抗体としてTNF-αを産生している細胞をやっつけたり、TNF-αに結合して増えないようにしたりして、TNF-αが引き起こす炎症を抑えます。それによって腹痛や下痢などの症状が軽減されるほか、潰瘍の修復も期待できます。

有効性の高い薬で、寛解導入だけではなく寛解維持にも使われます。

静脈注射（点滴）や皮下注射で投与する

抗TNF-α抗体製剤については、潰瘍性大腸炎ではインフリキシマブ注射剤、アダリムマブ注射剤、ゴリムマブ注射剤が使用され、クローン病では、インフリキシマブ注射剤、アダリムマブ注射剤が使用されます。

なお、抗TNF-α抗体製剤は、免疫機能も抑えるため、免疫力の低下を招きます。そのため、投与前に結核やB型肝炎などの感染症がないかを確認してから使用します。

用語解説 サイトカイン　免疫細胞から分泌されるたんぱく質で、細胞間の情報伝達を担っている。

抗TNF－α抗体製剤の作用

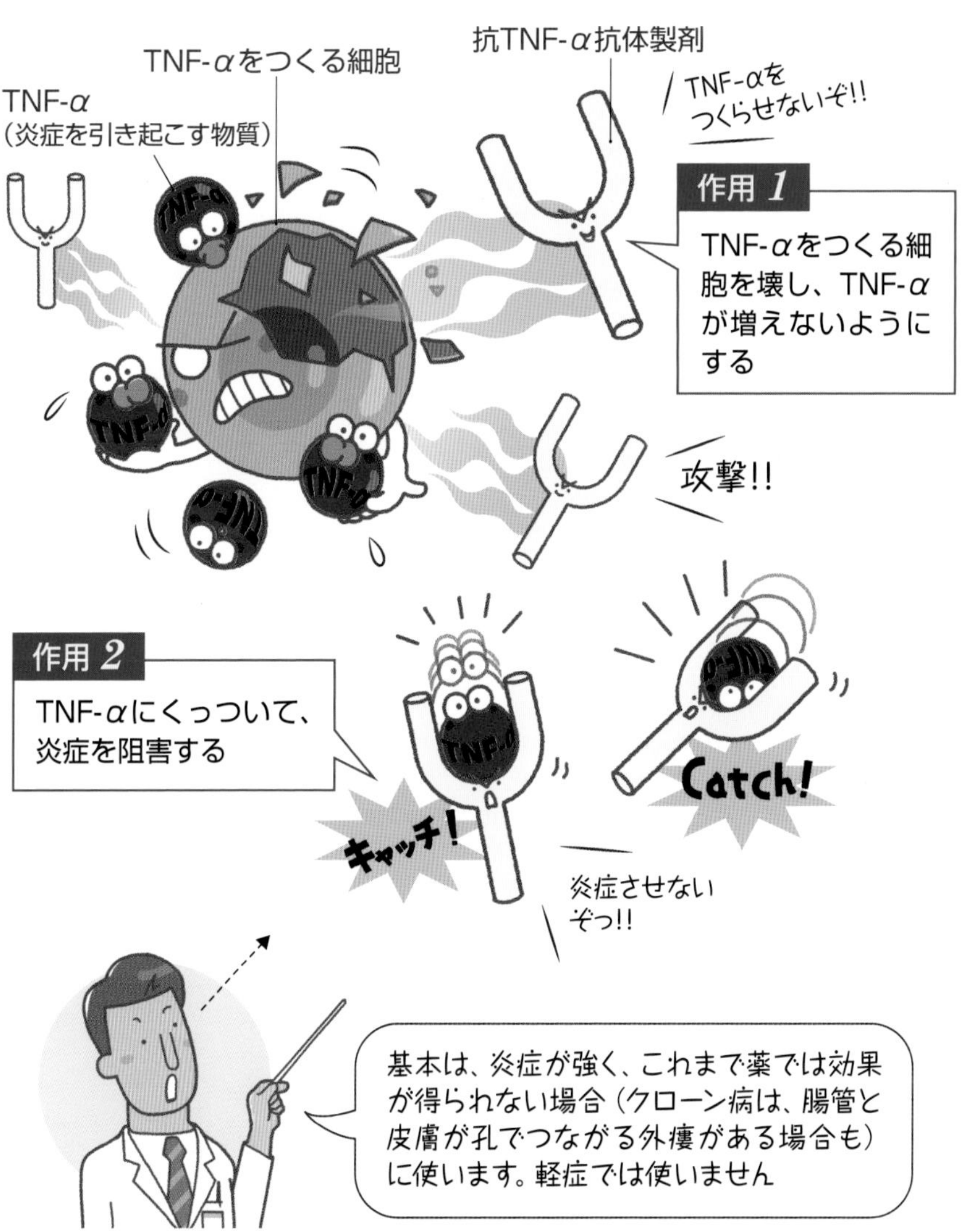
TNF-αをつくる細胞
抗TNF-α抗体製剤
TNF-α
（炎症を引き起こす物質）
TNF-αを
つくらせないぞ!!
作用 1
TNF-αをつくる細胞を壊し、TNF-αが増えないようにする
攻撃!!
作用 2
TNF-αにくっついて、炎症を阻害する
キャッチ!
Catch!
炎症させないぞっ!!
基本は、炎症が強く、これまで薬では効果が得られない場合（クローン病は、腸管と皮膚が孔でつながる外瘻がある場合も）に使います。軽症では使いません

副作用	注 意
発熱、頭痛、発疹など。	長期間、使っているうちに、体が薬に慣れて効果が弱まることもある。

治療薬　その他の炎症を抑える薬

抗TNF-α抗体製剤が効かなければ次の薬へ

抗TNF-α抗体製剤とは作用機序*が異なる治療薬の開発が進んでいます。現在、TNF-α以外の分子を標的にした新しい分子標的薬も治療に使用することができます。

抗TNF-α抗体製剤を含め、どの治療薬をまず最初に選択するかは、患者ごとの症状やニーズ（通院する頻度、自己注射が可能かなど）に合わせて医師と相談して決めていきます。選択肢が増え、異なった作用機序の薬が使用可能ですので、例え1つの薬に効果がなかったり、効果が弱まってきた場合にも、他の薬剤に切り替えることができます。

リンパ球の活性化や粘膜に入り込むのを防ぐ

潰瘍性大腸炎では、TNF-α以外にも炎症を引き起こすサイトカインが過剰につくられます。そこで使用されるのが、「ヤヌスキナーゼ（JAK）阻害薬」です。細胞内のヤヌスキナーゼとよばれている酵素の作用を阻害することで、サイトカインの働きを抑えます。

また、クローン病では、インターロイキン（IL）12とインターロイキン23とよばれるサイトカインが過剰につくられますが、この働きを中和する「抗IL12／23抗体製剤」が使われます。

さらに、潰瘍性大腸炎やクローン病では、血中のリンパ球の表面上のたんぱく質である$\alpha_4\beta_7$インテグリンという物質の働きによって、免疫に関わるリンパ球が過剰に腸管粘膜に侵入し、炎症を引き起こしていると考えられています。そのため、インテグリンの作用を阻害し、リンパ球が腸管粘膜に入り込まない「$\alpha_4\beta_7$インテグリン抗体製剤」を使います。

用語解説　作用機序　薬剤が治療効果を及ぼす仕組みのこと。同じ症状に同じ目的で使用されても、作用機序の違いによって治療効果にも違いが生じることがある。

働きが異なるさまざまな薬

炎症に関与しているリンパ球などの免疫細胞の活発な働きを抑えて、炎症を鎮める薬

潰瘍性大腸炎の薬

ヤヌスキナーゼ(JAK)阻害薬

- 一般名／トファシチニブ
- 商品名／ゼルヤンツ®
- 内服薬
- 免疫細胞に関わるサイトカインとともに働く酵素(JAK)を阻害する。
- 寛解導入療法、寛解維持療法で使用される。

潰瘍性大腸炎・クローン病の薬

抗IL12／23抗体製剤

- 一般名／ウステキヌマブ注射剤
- 商品名／ステラーラ®
- 点滴、皮下注射
- 炎症を引き起こすインターロイキン12と23のサイトカインの作用を中和する。
- 寛解導入療法、寛解維持療法で使用される。

リンパ球の腸管への侵入を防ぐ薬

潰瘍性大腸炎・クローン病の薬

$\alpha_4\beta_7$インテグリン抗体製剤

- 一般名／ベドリズマブ注射剤
- 商品名／エンタイビオ®
- 点滴
- リンパ球の表面に現れるインテグリンという分子は、特定の分子と結合することで血管を抜け、腸管粘膜に入り込む。インテグリンの作用を阻害して、腸管粘膜への侵入を防ぐ。

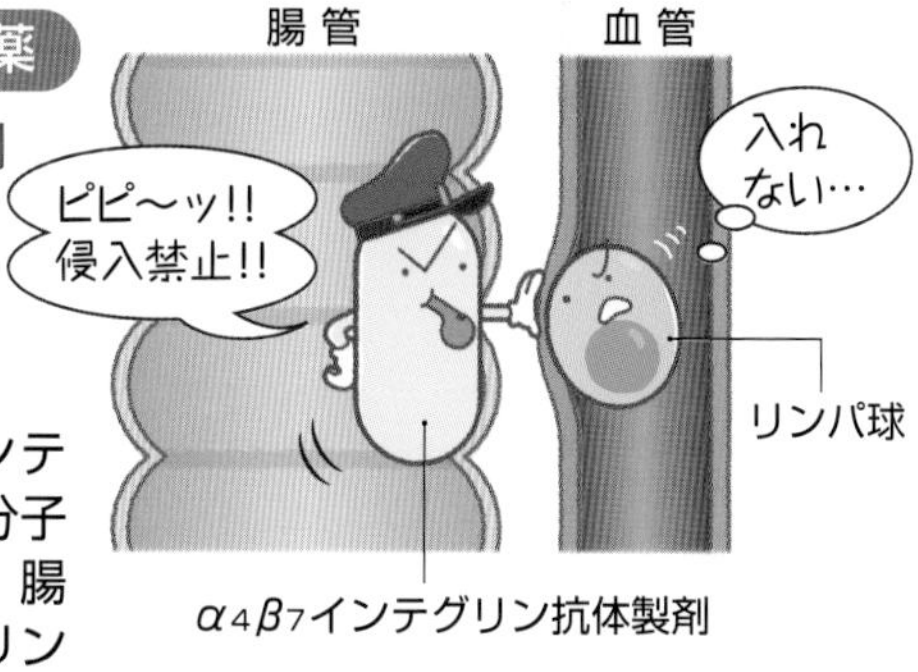

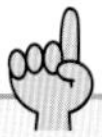

中等症から重症の人向けの薬は、炎症を抑える効果があるものの、強い薬なので医師の指示に従って使用することが特に大切。

血球成分除去療法

過剰な免疫反応を抑える治療法

　血液中の白血球は、顆粒球《かりゅう》（好中球、好酸球、好塩基球）、単球、リンパ球などに分類されます。これらの免疫細胞は、外部から侵入した細菌やウイルスの排除や、不要になった細胞の排除、免疫にかかわる働きをしています。

　しかし、潰瘍性大腸炎やクローン病では、この白血球が異常に活性化し、過剰な免疫反応を起こして腸の炎症を引き起こすことがあります。

　そこで、異常な炎症の原因になっている白血球の成分を減らして、症状の改善をしようとするのが「血球成分除去療法（CAP）」という治療法です。

　この治療法は、中等症から重症の人が対象となります。5-ASA製剤、ステロイド製剤などによる薬で効果が得られないとき、中等症から重症の人向けに、寛解導入を手助けする手段として行われます。

　副作用はほとんどなく、安心度の高い治療法です。

血液を体外循環させて特定の血液成分を除去

　具体的には、両腕の静脈にカテーテル（管）を挿入し、片方の腕から血液を抜き（脱血）、特殊な装置（カラム）のなかに血液を通過させて、特定の血液成分（主に血球成分）を除去し、除去した血液をもう片方の腕の静脈に戻す（返血）ことをします。

　なお、血球成分除去療法には白血球のなかの顆粒球、単球を吸着することで減らす「顆粒球除去療法（G-CAP）」と、白血球を選択的に吸着除去する「血球細胞除去用浄化器（商品名：イムノピュア）を使用する方法」があります。

炎症の原因を取り除く

血球成分除去療法の方法

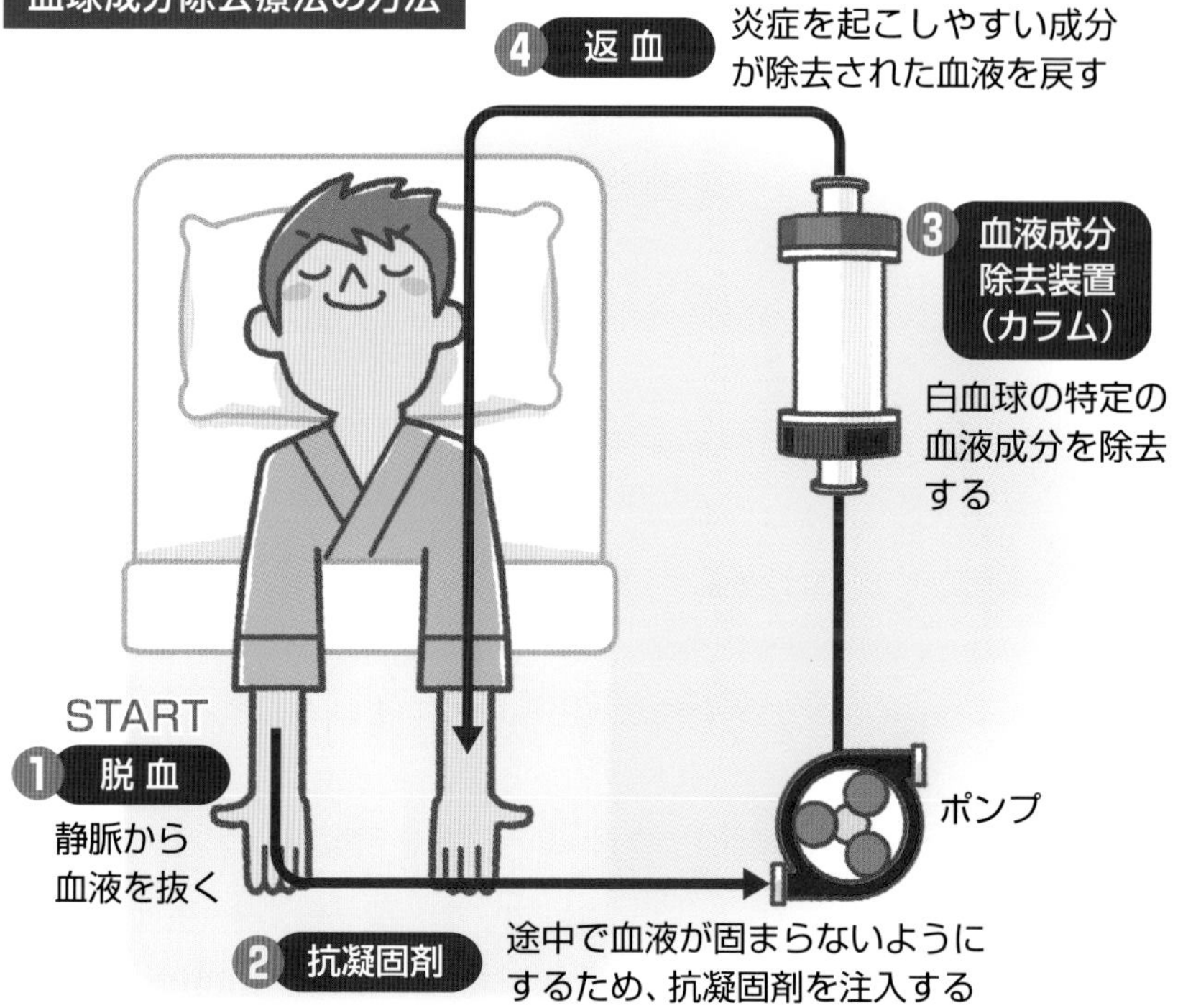
④ 返血
炎症を起こしやすい成分が除去された血液を戻す
③ 血液成分除去装置（カラム）
白血球の特定の血液成分を除去する
ポンプ
START
① 脱血
静脈から血液を抜く
② 抗凝固剤
途中で血液が固まらないようにするため、抗凝固剤を注入する

治療時間は、1〜2時間。免疫力を抑制する薬を使用しないため、副作用もほぼなく、効果が高い治療法

血球成分除去療法

顆粒球吸着療法（G-CAP 療法）
特殊なビーズの表面に、顆粒球、単球が吸着される。リンパ球と血小板は、ほとんど吸着・除去されない。潰瘍性大腸炎・クローン病の治療に用いられる。

血球細胞除去用浄化器（商品名：イムノピュア）を使用する方法
白血球を選択的に吸着して除去することで減らす。潰瘍性大腸炎の治療に用いられる

クローン病の栄養療法

刺激が少ない「栄養剤」で腸を休める

クローン病の場合、口から肛門まで、消化管のいたるところに炎症が起こりますが、多くは小腸にみられます。そのため、炎症が強い活動期には、小腸で消化吸収が障害されます。そこで、クローン病の活動期には薬物療法と栄養療法の2つが行われます。

ここでいう栄養療法とは、栄養剤を使うものです。たんぱく質が抗原として免疫を刺激してしまうことがあります。たんぱく質をアミノ酸やペプチドまで分解し、免疫を刺激しにくくした栄養剤を用い、腸管を休ませながらたんぱく質を必要量補給します。

経腸栄養療法と中心静脈栄養療法

栄養療法には、「経腸栄養療法」と「中心静脈栄養療法」の2種類があります。

経腸栄養療法は、鼻から胃や十二指腸までチューブを通して栄養剤を注入する方法です。なお、口から摂取できれば、チューブを用いずに口から栄養剤をのむことができ、在宅でも容易に続けることができます。

なお、症状が強かったり狭窄があったりする場合や、小腸の広範囲にわたって炎症がある場合は、太い静脈（中心静脈）に必要な栄養を配合した輸液を点滴で入れる、中心静脈栄養療法が行われます。これは症状が悪化しているときに用いられるもので、入院時に行われます。

活動期の経腸栄養療法では、1日に必要なエネルギー（2000kcal程度）をすべて成分栄養剤で摂取しますが、寛解期では1日の必要エネルギーの約半分を摂取します。

栄養療法の種類

経腸栄養療法

- 鼻から胃や十二指腸に管を通し、栄養剤を注入。または口から摂取する。
- アミノ酸臭があってのみにくい場合は、フレーバーが用いられ、風味をつけてのみやすくする。
- 口から飲む場合は、一気にたくさんのまず、ゆっくりとのむようにする。

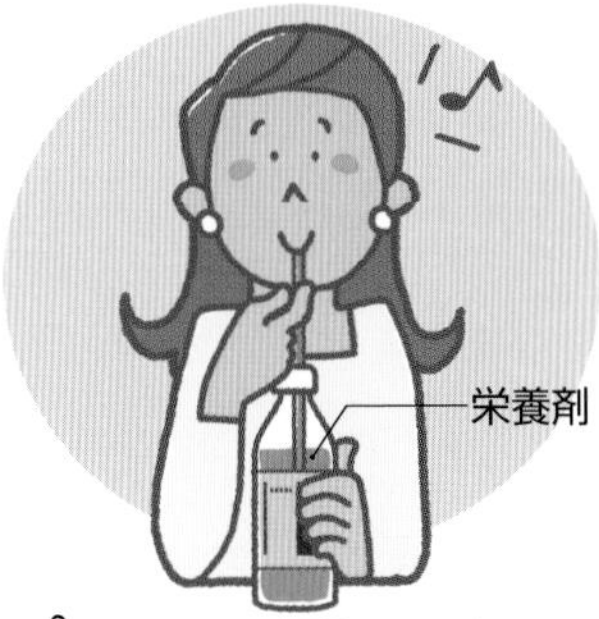

口からの摂取は一気にのまず、ゆっくりと。

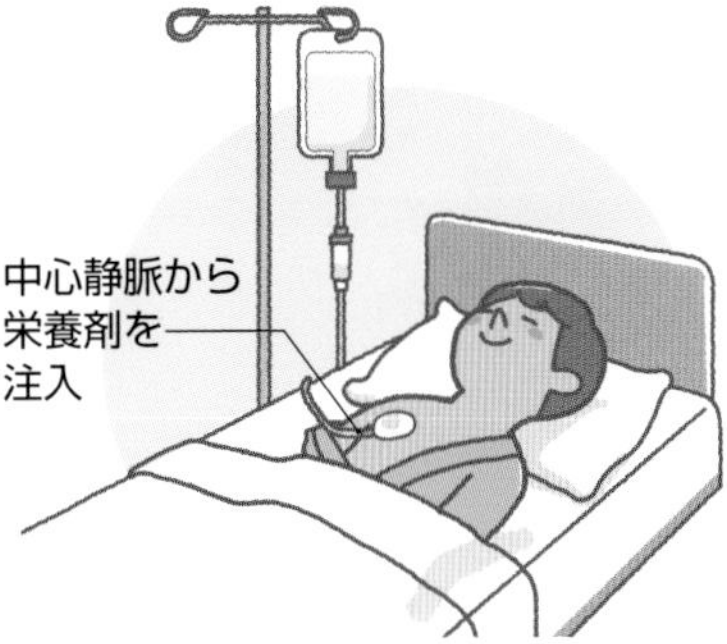

中心静脈栄養療法

- 静脈に栄養剤を点滴する。
- 入院が必要なほど病状が悪化して食事摂取が困難な場合に用いられる。

使用されている栄養剤

- 成分栄養剤（エレンタール®）
  たんぱく質源として、アミノ酸を用いて、脂肪をほとんど含まないため吸収されやすい。

一般的に使用されているもの

- 消化態栄養剤（ツインライン®）
  乳たんぱくを分解した成分で構成されたもので、たんぱく源がアミノ酸として消化吸収されやすいようにしている。成分栄養剤より脂肪は多い。
- 半消化態栄養剤（ラコール®）
  たんぱく質は、たんぱく源として分解されていないものと、分解された成分を含む。成分栄養剤より脂肪は多い。

どんなときに外科的治療が必要なのか

病状によって手術の必要性が出てくる

潰瘍性大腸炎やクローン病の外科的治療（手術）は、薬物療法では効果が得られず、炎症が続くことによって合併症が生じて日常生活に支障が出たり、命にかかわるような病状になったりしたときに検討・実施されます。

「できるだけ手術は避けたい」と思う人は多いでしょう。しかし、病状によっては手術がベストな治療法となることもあります。どんなときに、どんな手術が検討されるかを知っておきましょう。

潰瘍性大腸炎で手術が必要なとき

潰瘍性大腸炎で緊急の手術を要するのは、大腸に孔《あな》があく「穿孔《せんこう》」、腸管の傷からの大量出血や、強力な薬を使っても効果が認められない場合です。そして、大腸がんを合併したときも、手術が必要になります。

なお、薬を用いても炎症による症状が改善できず生活への支障が大きいときや、薬による副作用がつらく内科的治療が難しい場合にも、手術が検討されます。

また、内視鏡検査で、がん化する手前の「異型上皮《いけいじょうひ》」、腸の通り道が狭くなる「狭窄《きょうさく》」がみられる場合は、大腸がんの可能性が高いので、手術が必要となります。

潰瘍性大腸炎で手術が必要になる可能性は、病変の範囲が広く、炎症が強いほど高くなります。発症から20年の経過で手術が必要になる割合は、直腸炎型が1割以下、左側大腸炎型が1割強であるのに対し、大腸全域に病変がある全大腸型は4割という報告もあります。

潰瘍性大腸炎で手術を受ける理由

「絶対適応」 命にかかわる病状で、必ず手術が必要

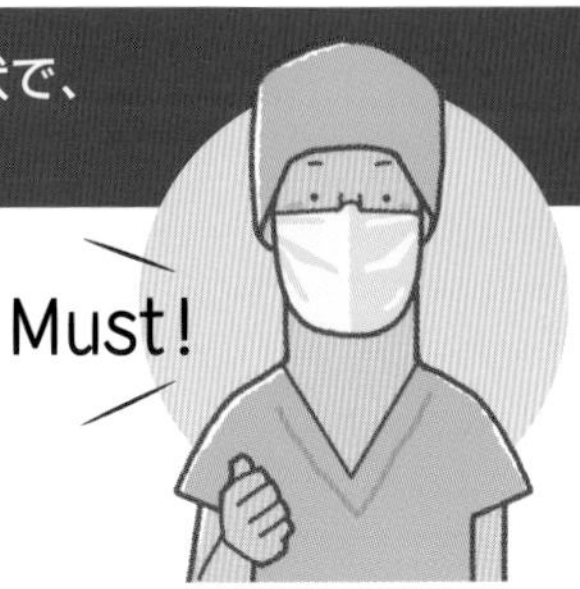

- **穿孔《せんこう》**
  腸管に孔があき、腸の細菌や便が漏れ出す状態。激しい腹痛と高熱が出る。
- **大量出血**
  腸管の傷から大量出血している状態。貧血になったりする。
- **大腸がん合併**
- **中毒性巨大結腸症**
  ガスがたまって大腸が膨らんでいる状態。腸管に孔があく（穿孔）こともある。腹痛や高熱が出る。

「相対適応」 内科的療法よりも手術を考慮したほうがよい

- 薬物療法の効果が得られず、炎症による症状がひどく、日常生活にも支障を来している状態。
- ステロイド製剤や免疫調節剤などの薬物療法で副作用が現れて治療ができない状態。

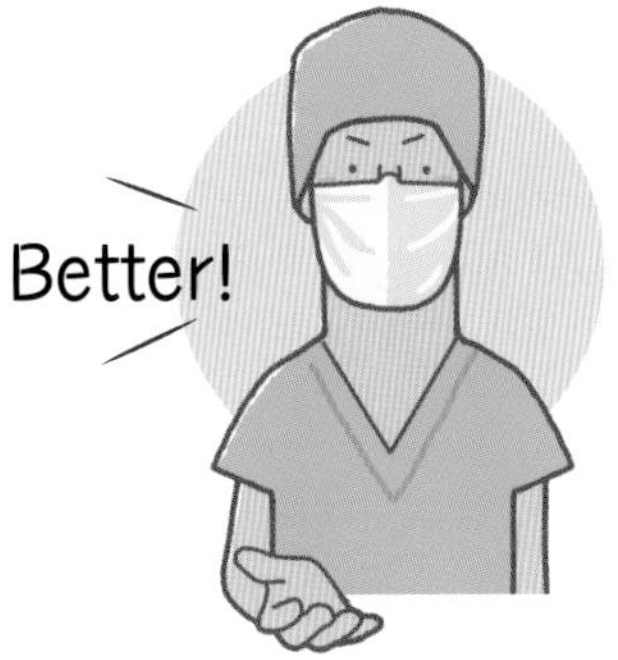

- 皮膚など腸以外の合併症が薬物療法で改善しない。
- 内視鏡検査で、大腸がん併発の疑いがみられるとき。
- 子どもの場合で、成長障害などの腸管外合併症がみられるとき。

クローン病で手術が必要なとき

クローン病で緊急の手術を要するのは、腸管が狭くなる狭窄《きょうさく》が原因で「腸閉塞」になったり、大量出血したり、穿孔《せんこう》、膿瘍《のうよう》、瘻孔《ろうこう》を合併したりした場合です。このような合併症は、薬物療法で改善するのは難しいとされており、治療法としては手術が選択されます。

また、大腸がん、小腸がん、肛門のがんの合併が疑われるときは、手術が検討されます。

なお、こうした合併症以外でも、薬物療法では効果が得られず、血便、下痢、肛門の痛みがつらいときは、ストーマ（人工肛門）をつくる手術を行うこともあります。

適切なタイミングで手術を行う

腸管の病変に関する手術の理由は前述したとおりですが、これに対して、肛門の病変による手術の原因の多くは痔瘻《じろう》です。

緊急手術以外の場合は、病状によってタイミングを見て手術を検討します。薬でうまくコントロールされていれば問題ありませんが、薬では炎症を抑えられず、つらい症状が続いている場合は、手術のメリットやデメリットをよく理解したうえで、主治医と相談をし、手術を治療の選択肢として考えてみましょう。先延ばしにすると、広範囲に炎症が広がり、症状が重くなることもあります。

クローン病では、発症から10年の間で手術が必要になる確率は約25％といわれています。4人に1人が手術をしていることになります。そして、喫煙者は手術を要する率が高くなるので、病状の悪化を防ぐためにも薬物療法と併せて禁煙がすすめられます。

また、発症したときに腸の炎症が強い人ほど、5年以内の手術率が高いことがわかっています。そして、炎症部位は、大腸型より小腸型や小腸大腸型のほうが、手術率は高くなるといわれています。

クローン病で手術を受ける理由

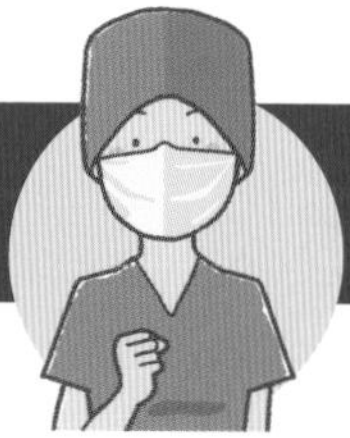

「絶対適応」 命にかかわる病状で、必ず手術が必要

- **狭窄《きょうさく》**
  腸管壁が硬くなり、内腔が狭くなっている状態。
- **狭窄による腸閉塞**
  腸管の内腔が狭くなり、腸の内容物の流れが悪くなって腸が詰まった状態（腸閉塞）になっている。腹痛や嘔吐の症状が現れる。
- **穿孔《せんこう》**
  腸管に孔があき、腸の細菌や便が漏れ出す状態。激しい腹痛と高熱が出る。
- 小腸がん、大腸がん、肛門のがんの合併がみられるとき。
- **瘻孔《ろうこう》**
  腸管と腸管、腸管と他の臓器などに通り道ができた状態。腸の内容物が漏れ出す。腹痛や栄養障害、膀胱炎などが現れる。
- **大量出血**
  腸管の傷から大量出血している状態。貧血になったりする。
- **中毒性巨大結腸症**
  ガスがたまって大腸が膨らんでいる状態。腸管に孔があく（穿孔）こともある。腹痛や高熱が出る。

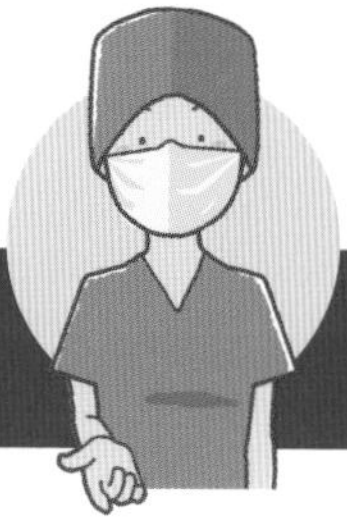

「相対適応」 内科的療法よりも手術を考慮したほうがよい

- 腹腔内に膿がたまっている「膿《のう》瘍《よう》」の状態。
- 難治性の狭窄があるとき。
- 発育障害、壊疽性膿皮症など、難治性の腸管外合併症が起こったとき。
- 薬物療法の効果が得られず、炎症による症状がひどく、日常生活にも支障を来している状態。
- 肛門周辺に膿がたまる「肛門周囲膿瘍《のうよう》」、膿《うみ》や便が出る「痔瘻」などの肛門病変があるとき。

潰瘍性大腸炎の手術と術後の合併症

潰瘍性大腸炎の手術法

潰瘍性大腸炎の手術では、大腸を少しでも残しておくと、そこにまた病変が生じる可能性があるので、大腸はすべて切除するのが原則です。

標準的な手術の術式は「大腸全摘、回腸嚢《かいちょうのう》肛門吻合《ふんごう》術（IAA）」と「大腸全摘、回腸嚢肛門管吻合術（IACA）」です。どちらも回腸（小腸の末端部分）を折り返して縫い合わせた袋（回腸嚢）を造り、これと肛門をつなぎます。その際、IAAは直腸粘膜をはぎ取って回腸嚢とつなぎ、IACAは直腸粘膜を少しだけ残して回腸嚢とつなぎます。

このほか、肛門の筋肉の機能が低下している高齢者などに対しては、大腸を全摘して永久的なストーマ（人工肛門）をつくります（大腸全摘、永久回腸人工肛門造設術）。また、以前は直腸の機能を残すため、結腸だけを全摘して回腸と直腸をつなぐ術式（結腸全摘、回腸直腸吻合術）が行われていましたが、残った直腸に病変が再燃するリスクがあるため、現在はあまり行われていません。

開腹か腹腔鏡下手術か

近年は手術のなかでも、開腹しない腹腔鏡下手術が増えてきています。

回復手術はおなかの中央を縦に15～20㎝ほど切開して大腸を切除します。一方、腹腔鏡下手術はおなかに5～7個ほど穴をあけ、穴から医療器具を入れて大腸を切除します。腹腔鏡下手術は開腹手術に比べて傷が小さく、術後の回復も早いというメリットがありますが、機械で手術をするため臓器を傷つけてしまう可能性や、出血への迅速な対応が難しいことなどのデメリットもあります。

潰瘍性大腸炎の主な術式

回腸嚢《かいちょうのう》

小腸の末端部分を折り返して縫い合わせ、袋状にしたもの。底の部分を開いて肛門につなげる。

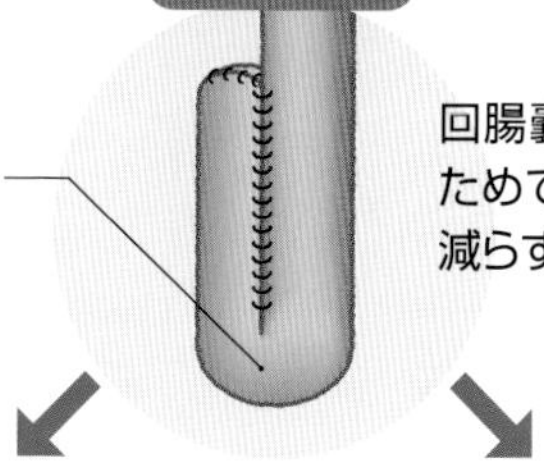

回腸嚢があると一時的に便をためておけるので排便回数を減らすことができる。

大腸全摘、回腸嚢肛門吻合術（IAA）

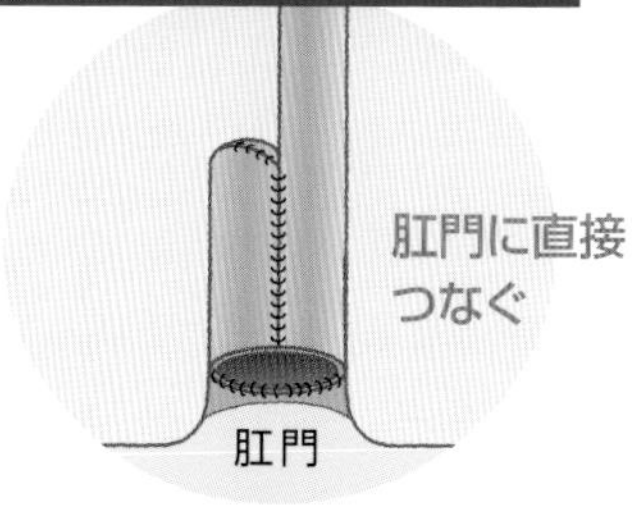
肛門に直接
つなぐ
肛門

直腸の粘膜をはぎとって病変をすべて切除し、回腸嚢を肛門とつなぐ術式。粘膜の炎症やがん化などの確率が低くなる。

大腸全摘、回腸嚢肛門管吻合術（IACA）

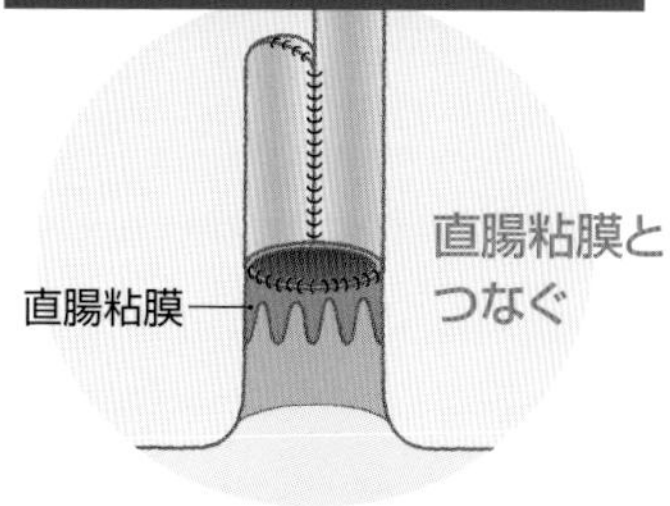
直腸粘膜
直腸粘膜と
つなぐ

回腸嚢と少しだけ残した直腸粘膜をつなげる術式。IAAに比べて便もれは少ないが、粘膜の炎症やがん化の可能性がある。定期的な内視鏡検査が必要。

専門的な医療機関で受ける腹腔鏡下手術

腹腔鏡下手術は、おなかに5～7個穴をあけ、カメラのついた腹腔鏡や手術器具を挿入し、モニターに映し出された映像を見ながら、器具を操作して大腸を切除する。開腹手術とは異なる技術が必要なため、設備の整った専門的な医療機関で受けること。また、穿孔や大量出血があったり、患者が高齢で全身状態が悪かったりする場合は、安全性を考慮して開腹手術がすすめられる。

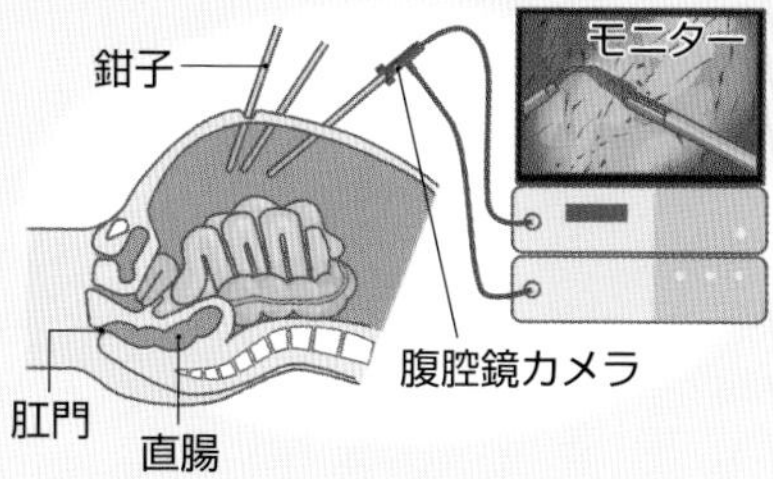
鉗子
モニター
腹腔鏡カメラ
肛門
直腸

手術は2回に分けて行う

手術は多くの場合、2回に分けて行います。1回目は大腸を切除し、回腸嚢《かいちょうのう》をつくって肛門につなぎます。同時にストーマ（人工肛門）を一時的につくり便を出すようにします。ストーマをつくる理由は、回腸嚢と肛門のつなぎ目が完全にくっつくまで、便がつなぎ目を通過しないよう保護するためです。

2回目は数ヵ月が経過し、腸の状態が落ち着いたところで小腸を縫い合わせて1本の管に戻し、人工肛門を閉じます。手術の術式や回数は、全身状態や年齢、腸管の合併症などを考慮して決めます。

術後の合併症

術後の合併症は、早期（主に入院中）と晩期（主に退院後）に分けられます。

●早期の場合

手術した部位からの出血、感染（創感染・縫合不全、肺炎、カテーテル感染、尿の感染）があげられます。術前の内科的治療でステロイドの使用量が多いほど傷の治りは悪く、創感染や縫合不全が増加するといわれています。手術を2回に分けて一時的に人工肛門をつくるのは、こうした合併症を予防するためでもあります。

また、手術前から脱水状態になっていることが多く、ステロイドの影響も加わり、血栓症（血のかたまりができて血管が詰まる病気）が起こることがあります。血栓が肺に流れて肺塞栓*になると命に関わることがあるため、術前の検査で血栓があれば手術前に治療します。

●晩期の合併症

便もれによる皮膚炎や、大腸の切除によって水分の吸収能力が低下することによる脱水症、回腸嚢炎（104頁参照）などがあげられます。このほか、潰瘍性大腸炎の腸管以外の合併症として関節炎や皮膚炎、眼病変、胆管炎なども起こることがあります。

用語解説　肺塞栓　血栓が血液の流れによって肺の動脈に運ばれ、そこをふさいでしまう病気。

術後の主な合併症

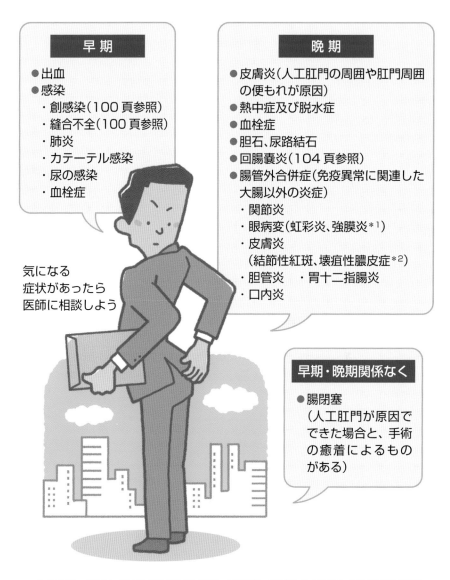

早期

- 出血
- 感染
  - ・創感染(100 頁参照)
  - ・縫合不全(100 頁参照)
  - ・肺炎
  - ・カテーテル感染
  - ・尿の感染
  - ・血栓症

晩期

- 皮膚炎(人工肛門の周囲や肛門周囲の便もれが原因)
- 熱中症及び脱水症
- 血栓症
- 胆石、尿路結石
- 回腸嚢炎(104 頁参照)
- 腸管外合併症(免疫異常に関連した大腸以外の炎症)
  - ・関節炎
  - ・眼病変(虹彩炎、強膜炎*1)
  - ・皮膚炎(結節性紅斑、壊疽性膿皮症*2)
  - ・胆管炎　・胃十二指腸炎
  - ・口内炎

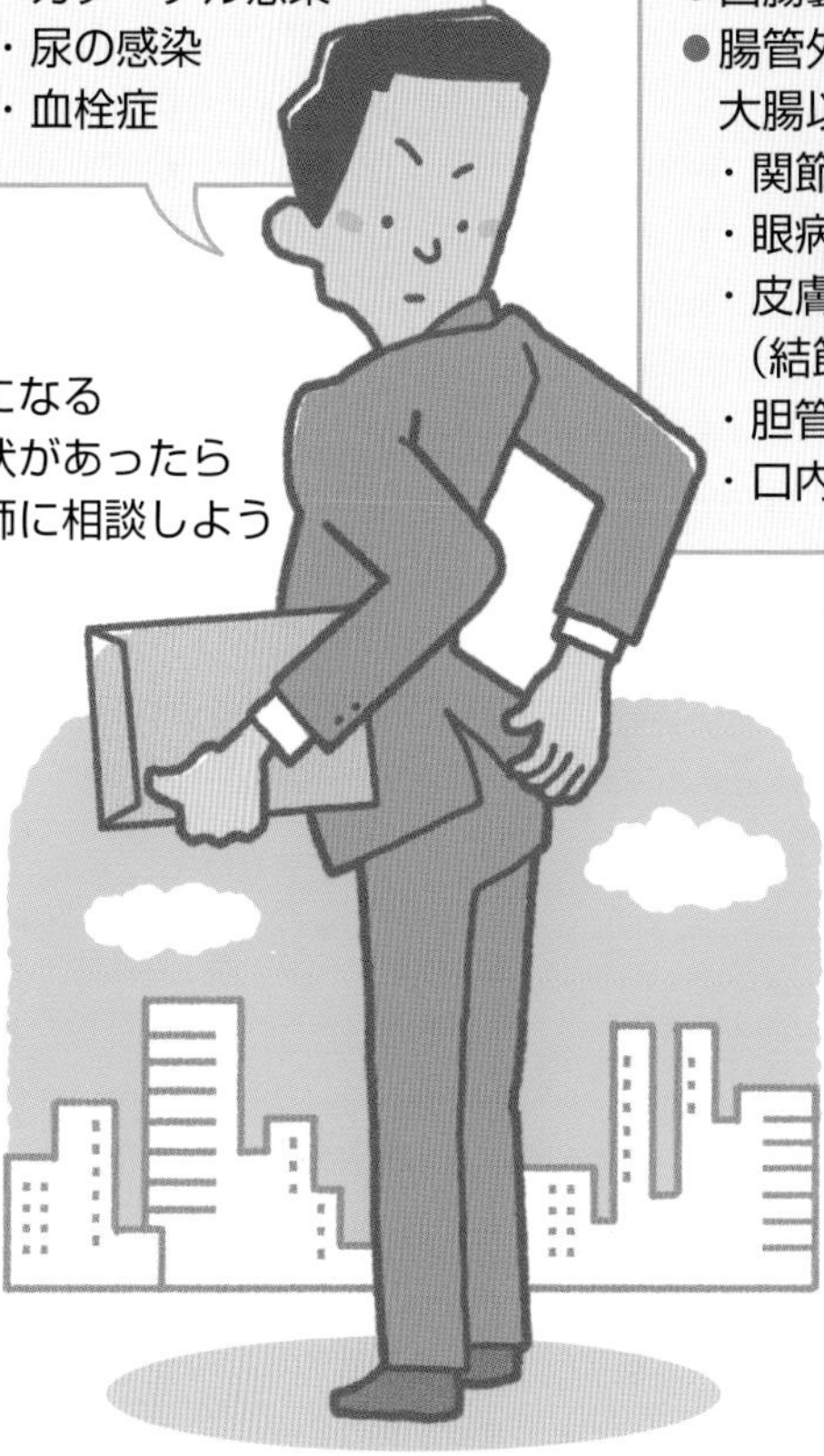
気になる
症状があったら
医師に相談しよう

早期・晩期関係なく

- 腸閉塞(人工肛門が原因でできた場合と、手術の癒着によるものがある)

＊1 虹彩炎：虹彩と水晶体が癒着する病気。強膜炎：眼球の外側を覆っている膜に炎症が起きる。
＊2 結節性紅斑：皮下組織の脂肪細胞の炎症。壊疽性膿皮症：皮膚がただれ痛みを伴う。

クローン病の手術と術後の合併症

クローン病の手術法

クローン病では、手術で病変を取り除いても再び炎症が起こり、新たな病変ができてしまうこと（再発）が少なくありません。しかも、小腸は切除する範囲が広すぎると栄養を十分吸収できなくなる「短腸症候群*」になる可能性があります。そのためクローン病の手術では、腸管をできるだけ残します。

穿孔《せんこう》や膿瘍《のうよう》の場合は、病変の腸を短い範囲で切り取り、そのあと腸をつなぎ合わせます（吻合《ふんごう》）。瘻《ろう》孔《こう》は、腸と腸あるいは腸と周辺の臓器にできたトンネル部分を切除し、瘻孔の相手になった腸や臓器についても処置をします。

狭窄《きょうさく》が起きた場合は、病変を切除せずに内腔を広げて症状を改善させるのが一般的です。これには、腸管の狭窄部分を長軸方向に切開し、長軸に直角に縫い合わせる「狭窄形成術」や、狭窄部分まで内視鏡を挿入し、内視鏡につけたバルーンをふくらませて腸管を押し広げる「内視鏡的バルーン拡張術」などがあります。ただし、狭窄がたくさんある場合、腸管を切除しなければならないときもあります。

ストーマ（人工肛門）を造設する場合も

複数の腸管切除や狭窄形成術をしたり、直腸や肛門部分の病変が悪化していたり、腸の状態が悪く極度の低栄養状態になったりした場合は、ストーマ（人工肛門）を造設することも選択肢となります。

ストーマによって、おなかにあけた孔《あな》から便が排泄されるようになると排便時の苦痛は軽減されますが、装具の定期的な交換や排泄物の管理など、生活上の負担が増える面もあるので、ストーマをつくるかどうかは慎重な判断が必要です。

用語解説 短腸症候群　広範囲に小腸を切除した場合、残りの腸が短くなり、体に必要な水分、電解質、栄養が不足してしまう状態。

腸管の狭窄を広げる方法

狭窄形成術

【短い狭窄】

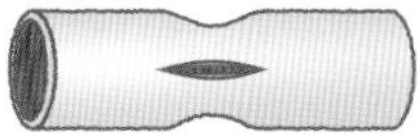

❶ 狭窄部分を長軸方向（体の中心から床方向）に切開する。

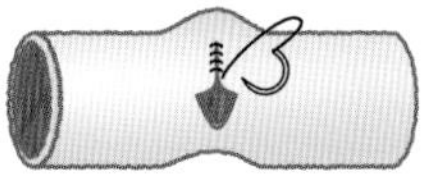

❷ 糸を引っぱりながら、長軸に直角に縫い合わせる。

【比較的長い狭窄】

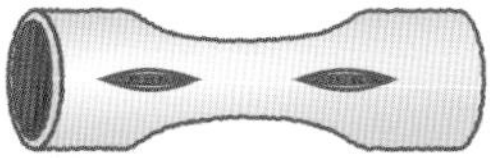

❶ 狭窄部分の両側を長軸方向に切開する。

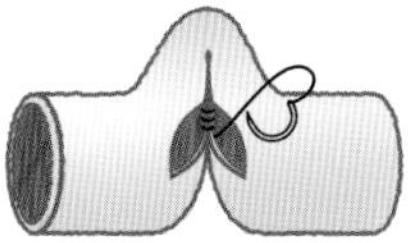

❷ 糸を引っぱりながら、長軸に直角に縫い合わせる。

内視鏡的バルーン拡張術

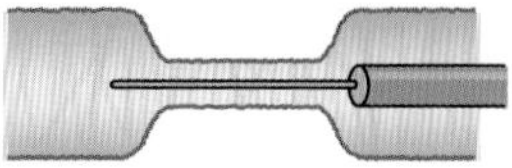

❶ 内視鏡のワイヤーを狭窄部分まで入れる。

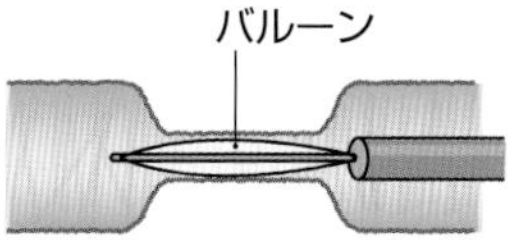

❷ 内視鏡の先端からバルーンを出す。

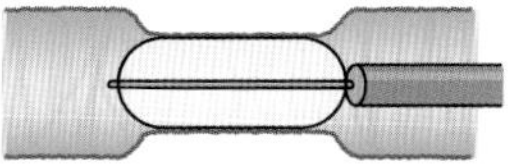

❸ バルーンをふくらませて腸管を押し広げる。

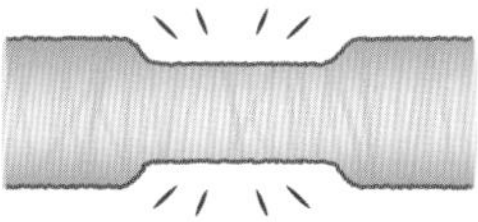

❹ 内視鏡を抜くと腸管が広がっている。

ストーマを造設すると今までとどう変わる？

ストーマ（人工肛門）とは、自分の腸を直接おなかの外に出して便の排泄口にしたもの。直腸には便をためたり出したりする働きがあるが、ストーマには便を出す働きしかなく、自分の意識とは無関係に便が排出される。ストーマから出てくる便は、専用の装具をおなかに貼って受け止める。この装具の交換の目安は、週に約2～3回。ストーマは粘膜だが神経がないため触れても痛みはなく、入浴もできる。

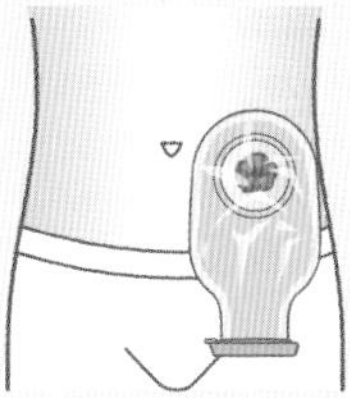

肛門部の病変に対する手術

クローン病の肛門部の主な病変は、痔瘻《じろう》・膿瘍《のうよう》、裂肛《れっこう》、*皮垂《ひすい》、肛門・直腸狭窄《きょうさく》などです。こうした病変に対しては、まず小腸や大腸の病変に対する薬物療法などを行って症状の改善を待ちますが、効果が十分でない場合は手術が必要になります。

たとえば、痔瘻の場合は、通常の痔瘻の手術とは異なる「シートン法」という治療を行います。これは、肛門のなかから外につながるトンネルにドレーン（医療用チューブ）を通し、数ヵ月間留置して組織が再生するのを待ちます。この方法によって膿が出やすくなり、痛みも緩和されます。

肛門狭窄の場合は「拡張術」、皮垂に対しては切除が検討されることがあります。

術後の合併症

術後の合併症には、次のようなものがあります。

●縫合不全

腸管を切除したあとは吻合を行いますが、クローン病では低栄養状態の場合が多く、そのせいで縫った部分がくっつきにくくなり、縫合不全が起こりやすくなります。一時的な場合もありますが、手術が必要になることもあります。

●創感染《そうかんせん》

クローン病の手術では、小腸や大腸のほかの手術に比べて創感染が多く起こります。特に肛門と直腸を一緒に切除した場合（直腸切断術）の肛門部の創は、創感染を合併しやすい部位です。縫った創を開けて膿を出したり、創を生理食塩水などで洗浄したりする治療を行います。

●腸閉塞

術後の麻痺や癒着《ゆちゃく》によって起こります。一時期な断食で改善される場合もありますが、鼻から長いチューブを入れて、腸液や腸管の空気を吸引する治療を行うこともあります。

用語解説　皮垂　炎症によって肛門の皮下組織のリンパ液がたまることで生じる皮膚の腫れのこと。

肛門病変に対する外科的治療

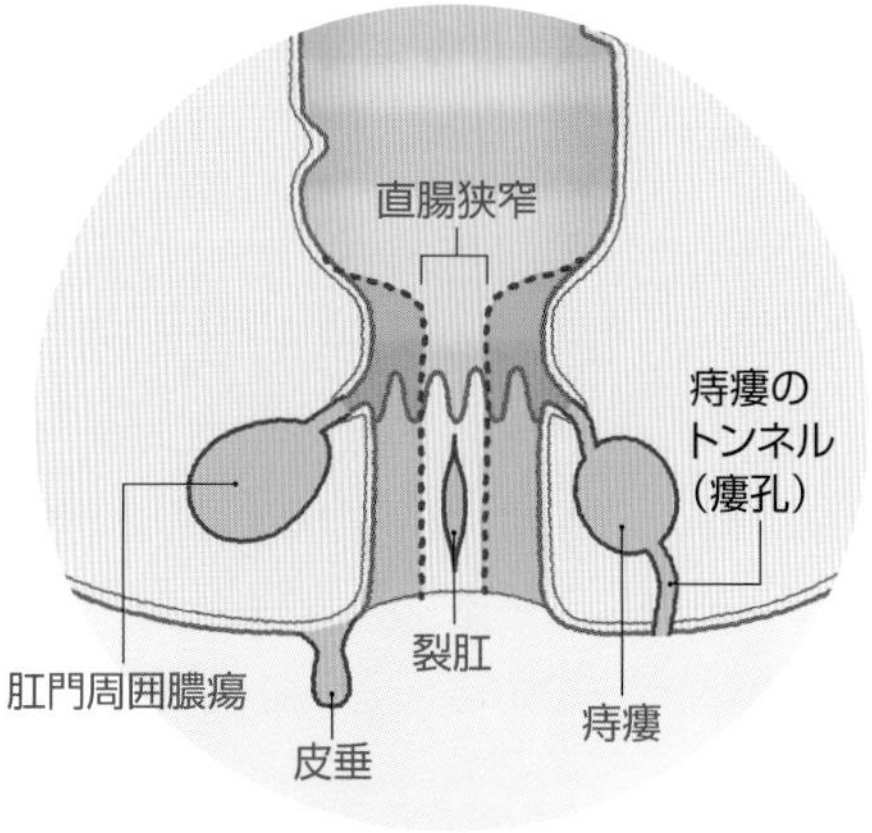

肛門・直腸狭窄

拡張術で押し広げる

肛門や直腸が腫れ、排便に支障を来すほど狭くなっている場合は、特殊な拡張器具や手術者の指などでやさしく押し広げる拡張術を行う。

裂 肛（切れ痔）

手術は積極的に行わない

内科的な治療で症状を改善させる。

皮 垂

痛みがあれば切除を検討

切除しても再発しやすいため症状がなければ経過観察になるが、痛みや腫れが強い場合は切除することもある。

痔瘻・肛門周囲膿瘍

シートン法が一般的

クローン病に伴う痔瘻は多発したり、くり返したりすることがあるためシートン法で治療する。まれに留置したドレーンの痛みを感じる人がいるが、多くの人は問題なく治療を継続できる。肛門周囲膿瘍もこの治療法を用いる。

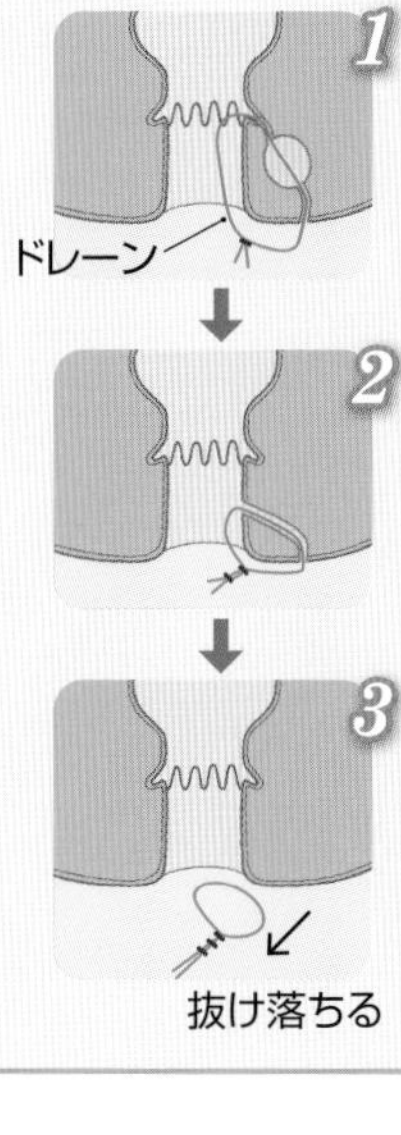

1 痔瘻のトンネルの中にドレーン（医療用チューブ）を通す。膿が外に出やすくなり、トンネル内にたまらなくなる。

2 体が異物を押し出そうとするので、組織が再生されてドレーンが徐々に浅くなる。ドレーンがゆるくなったときは締め直す。

3 トンネルはふさがり、ドレーンは自然に抜け落ちる。この状態になるまで数ヵ月から1年かかるが、肛門の変形などの心配はない。

手術前の注意点と検査

手術前の過ごし方の注意点

潰瘍性大腸炎・クローン病の手術は、腸閉塞や大量出血などの深刻な合併症を生じた場合を除き、事前に手術日を決めて行うことがほとんどです。

手術は体力を使うので、手術日まで規則正しい生活を心がけ、寝不足にならないようにしましょう。下痢が続いているときは安静にし、脱水を防ぐために水分や塩分の補給を欠かさないようにします。食事は様子をみながら、消化のよいものをとります。

手術が始まるまでの数時間は絶食・絶飲の時間がありますが、体の状態や病院の方針によって異なるので確認してください。

手術前の検査で行われること

手術は体に負担がかかります。そのため、手術前に手術を安全に行うことができるかどうか、さまざまな検査を行って体の状態を確認します。手術前検査を行っておくと、万が一、手術による合併症が起こった場合に、手術の前後で検査結果を比較して診断することができます。

血液検査では、白血球数などから炎症反応を調べます。また、ヘモグロビンの値から貧血の有無を判断したり、血小板が低下していて出血しやすい状態かどうかを評価したりします。さらに、肝臓や腎臓の機能の確認、感染症の有無などもチェックします。

そのほか、必要に応じて内視鏡検査や造影検査、CT検査などを行って腸管の炎症や出血、狭窄《きょうさく》などの状態を確認します。

麻酔医による問診も行われます。全身状態のほか歯や開口の具合などを確認し、手術に使用する麻酔の計画を立てます。

手術前に受ける説明と検査

手術前に受ける説明

医師は、手術内容や予想される予後の経過、起こる可能性のある合併症など、患者が意思決定をするための情報を提供する。患者は手術に関する説明を受け、理解して同意できたら「手術同意書」に署名する。

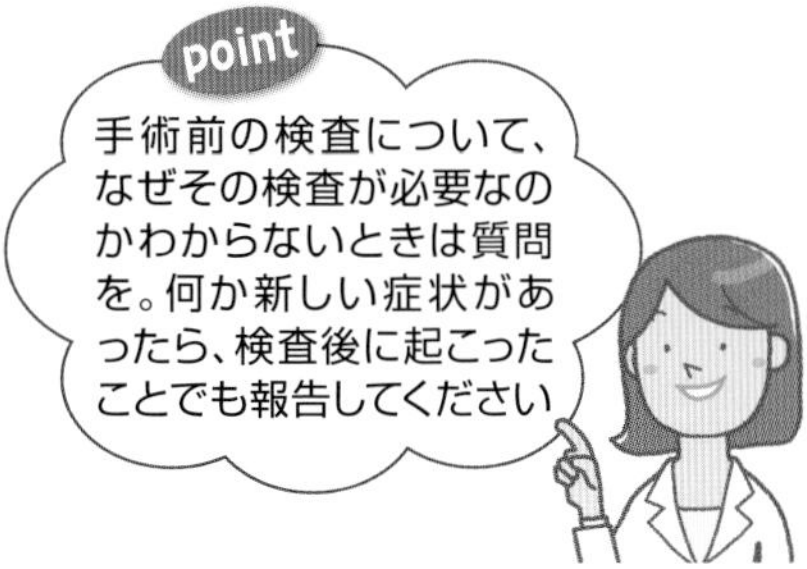
point
手術前の検査について、なぜその検査が必要なのかわからないときは質問を。何か新しい症状があったら、検査後に起こったことでも報告してください

麻酔科医による問診

- 今までに麻酔を受けたことがあるか
- 麻酔を受けて異常反応(高熱が出るなど)があった家族はいるか
- 今まで手術を受けたことがあるのなら、そのときに起こった合併症
- アレルギーの有無
- 服用中の薬の種類と量
- グラグラしている歯があるか、口は大きく開けられるか、首を後ろにそらすことができるか　など

手術前に受ける検査

[血液検査]

貧血の有無、肝臓・腎臓の機能、感染症の有無、血液型(輸血を行う可能性に備える)、凝固機能(血液の固まりやすさ)、血糖値などを調べる。

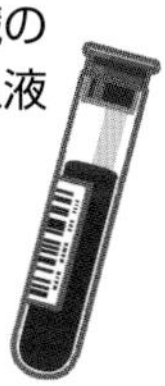

[呼吸器検査]

肺活量や１秒間で吐ききる空気の量などを測定する。全身麻酔では人工呼吸器を使うので、酸素を体に取り込む量などの指標となる。

[胸部エックス線検査]

肺や気管支の状態をチェックする。

[心電図検査]

普段の心拍数がどのくらいかを確認する。不整脈などが見つかった場合は、心臓エコー検査を追加して行う。

[内視鏡検査・造影検査・CT検査・MRI検査]

腸管の炎症や、出血、狭窄、痔瘻、膿瘍などの合併症をチェックする。病変の種類や位置などによって検査の種類は異なる。

手術後の生活の注意点

潰瘍性大腸炎の手術後に起こる症状を把握

潰瘍性大腸炎の術後は、大腸の病変がなくなるため治療薬が不要になる人がほとんどです。

その一方で、これまでにない症状が起こったりします。大腸摘出直後は便がゆるく、しかも便意が頻繁に生じます。個人差はあるものの1日の排便回数は5～6回になり、ときには少量の便もれがある場合もあります。便もれは、肛門を開閉する機能が損なわれてしまうためです。しかし、しばらくすれば小腸が大腸の代わりに水分を吸収するようになるので、便はかたくなり回数も落ち着いてきます。肛門周囲の筋肉の働きも徐々に回復し、便意がなければしっかり閉じていられるようになります。それまでは市販の尿もれ用や軟便用のパッドなどを利用するとよいでしょう。下痢が続くときは消化のよいものを食べ、水分補給も欠かさないようにしてください。

術後の暮らしで心がけたいことは、生活リズムを整えることです。1日3回間隔をあけて食事をし、寝る前の飲食は避けましょう。毎朝決まった時間に起きて、十分な睡眠を確保するようにします。夜更かししたときも同じ時間に起きて、生活リズムを乱さないことがポイントです。

また、強い腹痛や血便、発熱などの症状が現れた場合は、小腸でつくった回腸嚢《かいちょうのう》に炎症が起きている（回腸嚢炎）*おそれがあります。回腸嚢炎は術後の10～30％に起こると言われています。早めに受診して確認してもらいましょう。回腸嚢炎であれば、抗菌剤の服用によって腸内バランスがとれて軽快します。ただし、慢性化してしまうことがあり、その場合は潰瘍性大腸炎と同様に免疫抑制剤を使った治療が必要になることがあります。

用語解説　回腸嚢炎　回腸嚢に炎症が起きた状態。血便、発熱、水様便や排便回数、便もれの増加などの症状が現れる。

便もれのときの対処法

Point 1 ケア用品を上手に使う

便もれがあるときは、市販の尿もれ・軟便もれ用パッドを使うと便利。パッドを下着に貼り、汚れたらパッドだけを交換する。パッドは微量用から多量用まであるので、もれる量や使うシーンに合わせて選ぶ。便の量が多い場合は紙おむつの使用を検討する。また、外出するときはパッドや紙おむつの交換場所を探すのに苦労しないよう、前もってトイレの場所を調べておくとよい。

Point 2 皮膚トラブルを防ぐ

便もれがあると肌がかぶれやすい。尿もれ・軟便もれ用パッドはこまめに交換し、肌を刺激しないよう、石けんで洗うのは1日2回程度にとどめる。尿もれ・軟便もれ用パッドは便の水分を瞬時に吸収してかためることで、便汁が肌について起きる肌荒れを防ぐ構造になっている。肛門周辺用の洗浄清拭剤や撥水効果のあるクリームなどを使うと、肌荒れ予防になる。

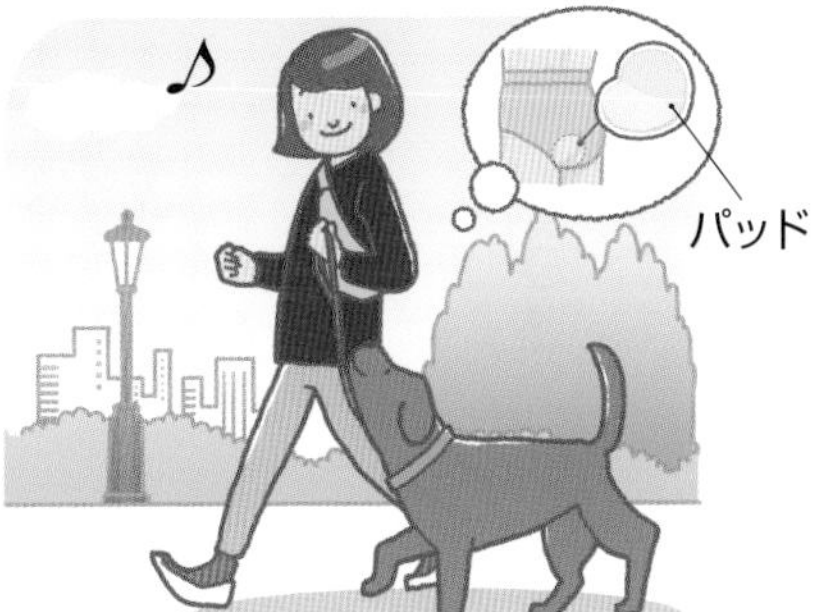

Point 3 におい対策も大切

汚れてしまった衣類は早めに交換し、洗剤と漂白剤を使ってつけ置き洗いをする。使用後のパッドやおむつは素早くビニール袋に入れて捨てる。そのとき袋内に消臭スプレーを噴射しておくと効果的。また、食べると便のにおいが強くなりやすい食品（にんにく、にら、ねぎ、チーズ、アスパラガスなど）は控えめにするとよい。

クローン病は術後も治療を続ける

クローン病の手術は、病気そのものを治すものではないため、術後も内科的治療を続けることが必要です。手術は、内科的治療を続けるためのステップと考えましょう。

なお、クローン病では、手術後に再び病変ができる人が少なからずいます。再発は手術をした部位の近くに起こることが多いのが特徴です。

そのため、手術後も定期的に通院して内科的治療を続け、必要に応じて内視鏡検査などで再発がないかどうか確認していくことが大切です。

診断された病変に対しては、内科的治療でコントロールしていけば、再手術を回避できる可能性があります。

病変の状態を確認しながら、薬物療法による適切な治療を続けていくことで手術のくり返しを防ぐようにしましょう。

消化管の状態をよく維持する生活習慣を

腸の狭窄《きょうさく》を解消して腸管の通りをよくしたり、痔《じ》瘻《ろう》などの肛門病変を解消したりする手術を行うと、腹痛や血便、発熱などの症状がよくなって、以前よりも日常生活が送りやすくなります。

食生活については、手術前と同様に注意が必要です。小腸の上のほうを切除した場合は、まれにカルシウム、マグネシウム、鉄、亜鉛などのミネラルの吸収が悪くなることがあります。また、回腸の末端を切除した場合は、ビタミンB_{12}や胆汁酸《たんじゅうさん》の吸収が悪くなることがあります。術後の食事のしかたについては、主治医や管理栄養士に相談しましょう。

禁煙を続けることも大切です。クローン病では、発症率や寛解後の再燃率、手術率は喫煙者のほうが高いことがわかっています。喫煙はがんや心筋梗塞などの生活習慣病のリスクを高めることからも、禁煙を守りましょう。

再発を予防するポイント

内科的な治療を継続して受ける

腸を切除したあとの再発はつなぎ目（吻合部）の近くに起こりやすい。再手術が必要になる人の割合は、手術後5年で16～43%、10年で26～65%というデータがある。ただし、内科的な治療を受けることで、この割合がもっと減ることが期待されている。もし、術後の内視鏡検査で再発が確認されたら、寛解導入療法と同様の治療に切り替える。

頭痛薬の服用に注意

風邪や頭痛などで解熱鎮痛剤を服用する場合は注意が必要。非ステロイド抗炎症薬（NSAIDs）は消化管障害を生じたり、クローン病を悪化させたりする可能性があるので、必ず医師や薬剤師に相談する。

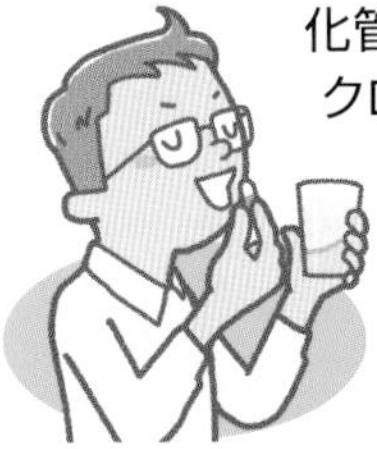

禁煙する

喫煙はクローン病を治りにくくしたり、再発に関与したりしていることがわかっている。禁煙すればこれらが改善される。

精神的なストレスをため込まない

精神的なストレスと再発の関連性が指摘されている。ストレスを感じたときは、ぐっすり眠る、こまめにストレッチなどで体を動かす、音楽を聴いて気分をリフレッシュさせる、親しい人と楽しい会話をするなど自分に合う方法で解消し、ストレスをため込まないようにする。

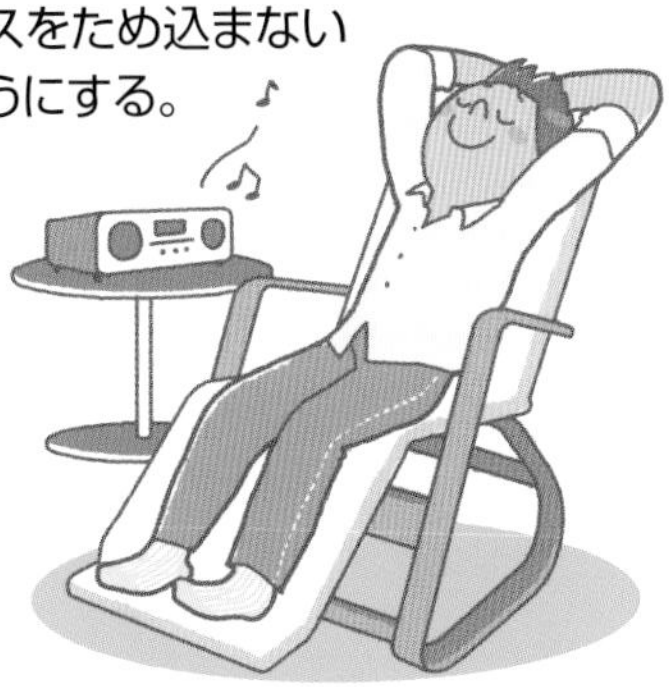

不規則な生活や過剰な飲酒は控える

夜更かしをしたり、食事を遅い時間に食べたり、不規則な生活をしていると生活リズムが乱れてしまう。生活リズムの乱れは腸の働きに悪影響を与えるため、規則正しい生活をすることが大切。

また、頻回あるいは過剰な飲酒は腸を障害するおそれがあるので控える。

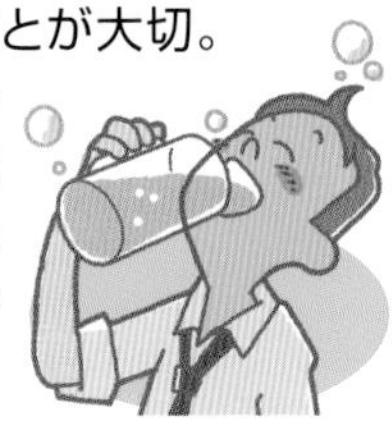

column

予防接種をするときの注意点

予防接種は、感染症にかかることを予防したり、かかってしまった場合でも重症化しにくくしたりするために必要ですが、炎症性腸疾患の人は注意が必要です。

ワクチンには、弱毒化した生きたウイルスが含まれている生ワクチン（BCG、麻疹、風疹、水痘、おたふくかぜなど）と、病原体であるウイルスや細菌の感染する力を失わせた不活化ワクチン（インフルエンザ、Hib、肺炎球菌、B型肝炎、日本脳炎など）があります。

炎症性腸疾患の場合は、腸管で起きている炎症をコントロールするために免疫の働きを抑える薬が使用されることがあります。その場合、生ワクチンを接種すると、ワクチンに含まれているウイルスによってその病気を発症したり重篤化したりする恐れがあるため、原則として接種はすすめられません。不活化ワクチンではその病気を発症することはありませんが、ワクチンの効果が得られにくい可能性があります。

予防接種については、主治医に確認することが大切です。

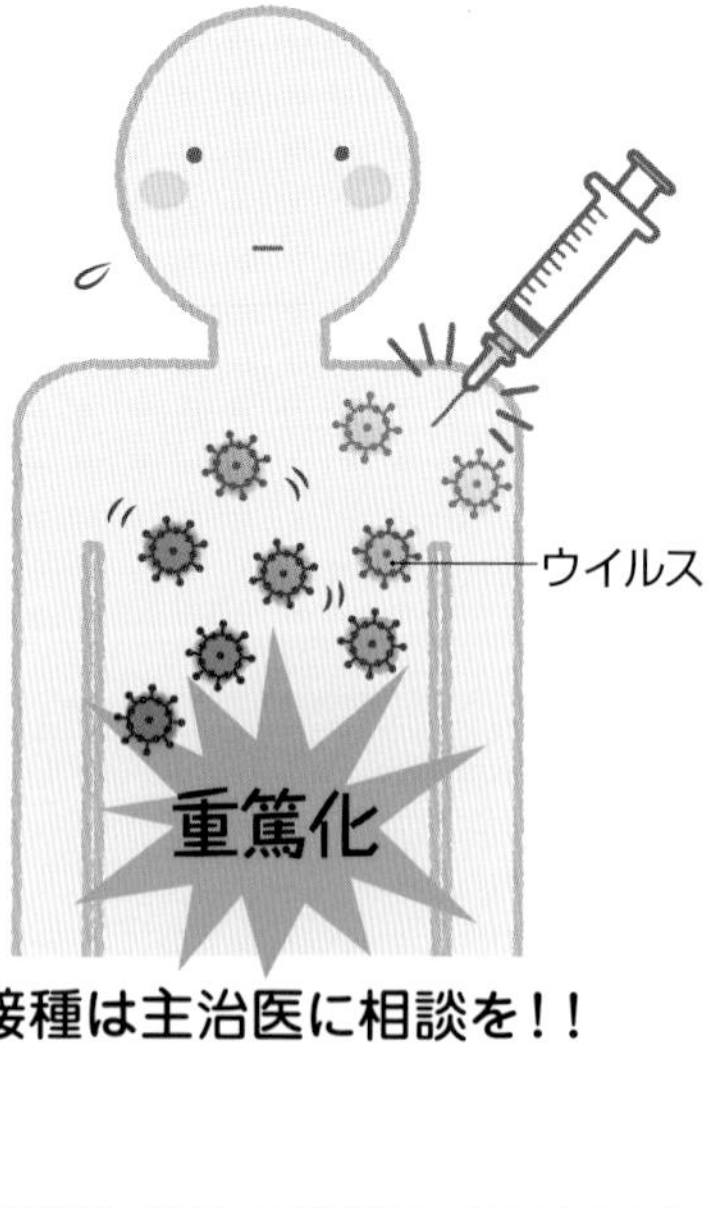
ウイルス
重篤化
接種は主治医に相談を！！

第4章

食事でよい状態を維持する

潰瘍性大腸炎・クローン病は、症状が落ち着いている寛解期をできるだけ維持することが大切です。そこでポイントとなるのが毎日の食事。腸に負担をかけないポイントを知り、食生活を楽しみましょう。

潰瘍性大腸炎とクローン病の食事療法

病期によって食事内容を見直す

潰瘍性大腸炎もクローン病も、薬物療法によって寛解を維持できていれば、特段の食事制限は必要ないとされています。腸管を刺激する食品や、「これを食べるとおなかがゆるくなる」など自分に合わないとわかっている食品を控えれば、〝普通の食事〟でかまいません。

実は、どちらの病気も、これを食べれば症状がよくなるといった明確な〝治療食〟は定められていないのが現状です。

したがって、両疾患とも、寛解期は一般的な〝普通の食事〟をしっかり食べて胃腸の働きを活性化し、症状が出始めて活動期に入ったときは〝消化・吸収しやすい食事〟で消化管をいたわり、養生するのが基本です。

栄養障害を防ぐことが大切

活動期の炎症が長引くと、腸での消化・吸収がうまくいかなくなって、エネルギー不足や栄養不良に陥りやすくなります。また、頻繁な下痢による脱水の危険もあります。そのため、症状があるときは、エネルギー不足や栄養障害、脱水に十分に注意しなければいけません。特にクローン病では、消化・吸収不良が起きやすいので、治療として栄養療法（88頁・114頁参照）を行うこともあります。

なお、自主的に何らかの食事制限を行っている患者さんは多いのですが、乳製品を制限してカルシウムが欠乏するなど、制限の内容によってはビタミンやミネラルなどの微量栄養素が不足しやすくなるという指摘もあります。自主的に食事制限をする際は、主治医に相談することをおすすめします。

炎症性腸疾患の食事の基本

“普通の食事”とは、健康な人がとる一般的な内容の食事のこと。体に必要な栄養バランスがとれている食事を適量食べるのが基本。

MENU

病期によって食事内容を見直す

寛解期は、食事を栄養・量ともに過不足なく食べて、体力を維持する。活動期は消化のよい食事で養生する。クローン病では栄養療法も。

◇◇◇

腸管を刺激する食品や苦手な食品は控える

一般的に刺激物とされる食品を食べ過ぎない。苦手な食品は無理に食べない。

◇◇◇

栄養障害を防ぐ

消化・吸収不良によるエネルギー不足や栄養不良にならないように気をつける。自主的な食事制限は内容に要注意。

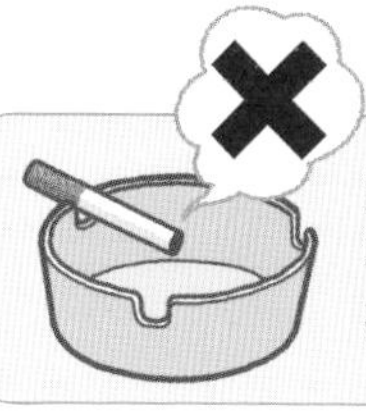

潰瘍性大腸炎もクローン病も、適量の飲酒は病状に影響しないとされている。喫煙は、クローン病の増悪因子になることが明らかになっている。

潰瘍性大腸炎の食事

極端な制限はしない

潰瘍性大腸炎の病状は、食事の内容にほとんど影響されません。ですから、暴飲暴食を避けるなどの一般的な注意事項を守れば、普通の人と変わらない食生活を送れます。むしろ、寛解期に、過剰な食事制限によって栄養状態を低下させたり、精神的負担を増やしたりするのはよくないとされています。

とはいえ、症状が治まっていても、下痢を恐れて食べる量を制限する人は少なくありません。それも無理からぬことですが、食べる量が減ると体力が低下し、さまざまな不調の原因になるので、過不足なくしっかり食べることも大切です。

活動期には、炎症によってエネルギー消費が増加するうえ、下痢による脱水の心配もあるので、消化のよい食事とこまめな水分補給で、エネルギーと水分を確保する工夫が必要です。

"腸活食品"は食べる量と頻度に注意

「腸によい」などといわれる食品に関心をもつ方も多いと思いますが、好きなら食事に取り入れてもよいでしょう。一般的に腸内細菌叢に善玉菌を増やすプロバイオティクス食品（129頁参照）や、野菜や海藻などの食物繊維の多い食品（131頁参照）は、腸の健康に役立つといわれていますが、一度に大量に食べたり、そればかり食べていたりすると、栄養が偏ってしまいます。

たとえば、ヨーグルトや乳酸菌飲料などの乳製品には脂肪も含まれているので、食べすぎれば脂質のとり過ぎになってしまいます。なんでもとり過ぎはよくありません。量と食べる頻度に気をつけて、上手に取り入れていきましょう。

潰瘍性大腸炎の食事のポイント

1 寛解期に特別な食事制限は不要

〝普通の食事〟でOK。厳しい食事制限は体重減少や体力低下につながる。

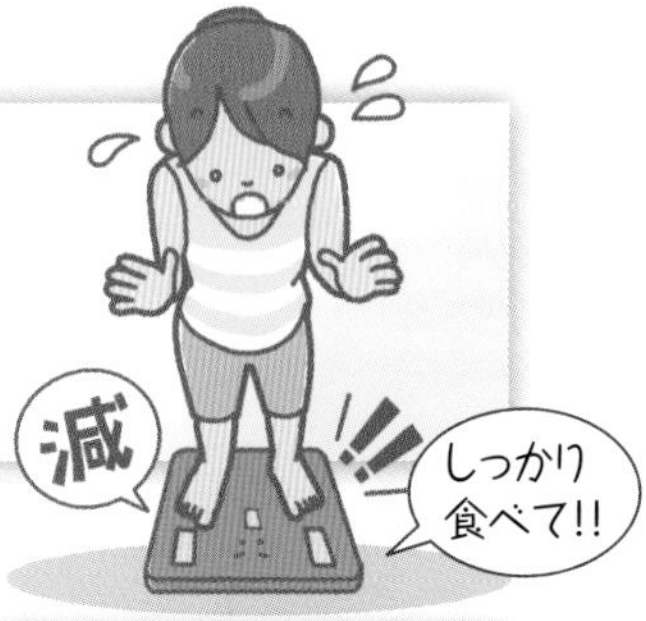
減
しっかり食べて!!

2 活動期は消化のよいものを食べる

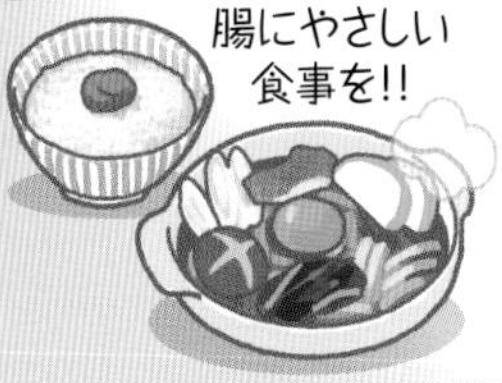
腸にやさしい食事を!!

腸への負担が少ない消化しやすい食事で様子をみる。
エネルギー効率のよい糖質を、おかゆ、煮込みうどんなどの主食でしっかりとる。

3 下痢による脱水を防ぐ

下痢による脱水を防ぐために、こまめな水分補給を。水分はなんでもよいが、ミネラル類が不足したときは、経口補水液（スポーツドリンクなど）もよい。

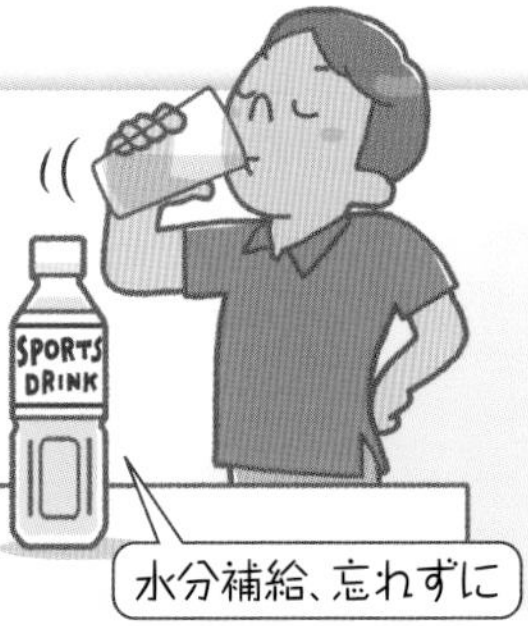
SPORTS DRINK
水分補給、忘れずに

経口補水液の作り方

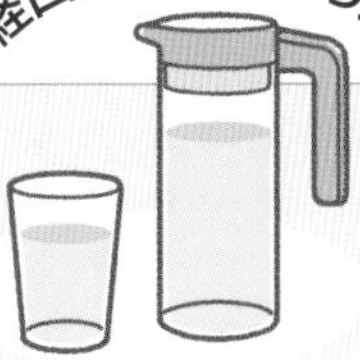

水1リットルに塩3g（小さじ1/2）、砂糖40g（大さじ4と1/2）を入れて、かき混ぜる。
＊レモンのしぼり汁をプラスしてもよい。

クローン病の食事

不調のきっかけになる食品に注意

クローン病の炎症は、消化管のいたるところに発生する可能性があるので、炎症の部位や重症度、症状、使用している薬やその副作用も人によってそれぞれ異なります。そのため、不調のきっかけになる食品にも個人差が見られます。自分に合わない食品を把握しておくと安心です。

炎症が最も多く見られる小腸は食事の影響を受けやすいので、寛解期から暴飲暴食には気をつけ、バランスのよい食事を心がけましょう。簡単でよいので写真を撮ったりメモなどで食事の記録をつけておくと、不調のきっかけとなる食品を把握するのに役立つかもしれません。

栄養が不足することもよくないので、自己判断で食事制限をせず、主治医に相談しましょう。

栄養剤による栄養療法を行うことも

活動期の病状によっては、栄養を補い免疫を刺激しにくい成分栄養剤による経腸栄養療法（88頁参照）を行うことがあります。成分栄養剤は、栄養素が分解された状態になっているものなので、消化管での消化・吸収の負担を軽減しながら、必要な栄養素とエネルギーを摂取することができます。

栄養療法によって症状が落ち着いてきたら、摂取エネルギーの半分を食事から摂取する併用療法も有効です。その後、寛解にもっていければ、普通の食事に戻すことも可能です。

また、栄養療法は寛解維持にも有効なことから、患者のなかには、寛解期にも、1日3食のうち1食をドリンク状の成分栄養剤にするなど、食事と併用する人もいます。

クローン病の食事の４つのポイント

1 寛解期も不調につながる食品に注意

寛解期に特段の食事制限は必要ないが、不調のきっかけになりやすいものは控えめにしたい。

2 たんぱく質を適度にとる

小腸の炎症によりたんぱく質の消化・吸収不良が起こりやすいため、症状に合った摂取方法を知っておく。

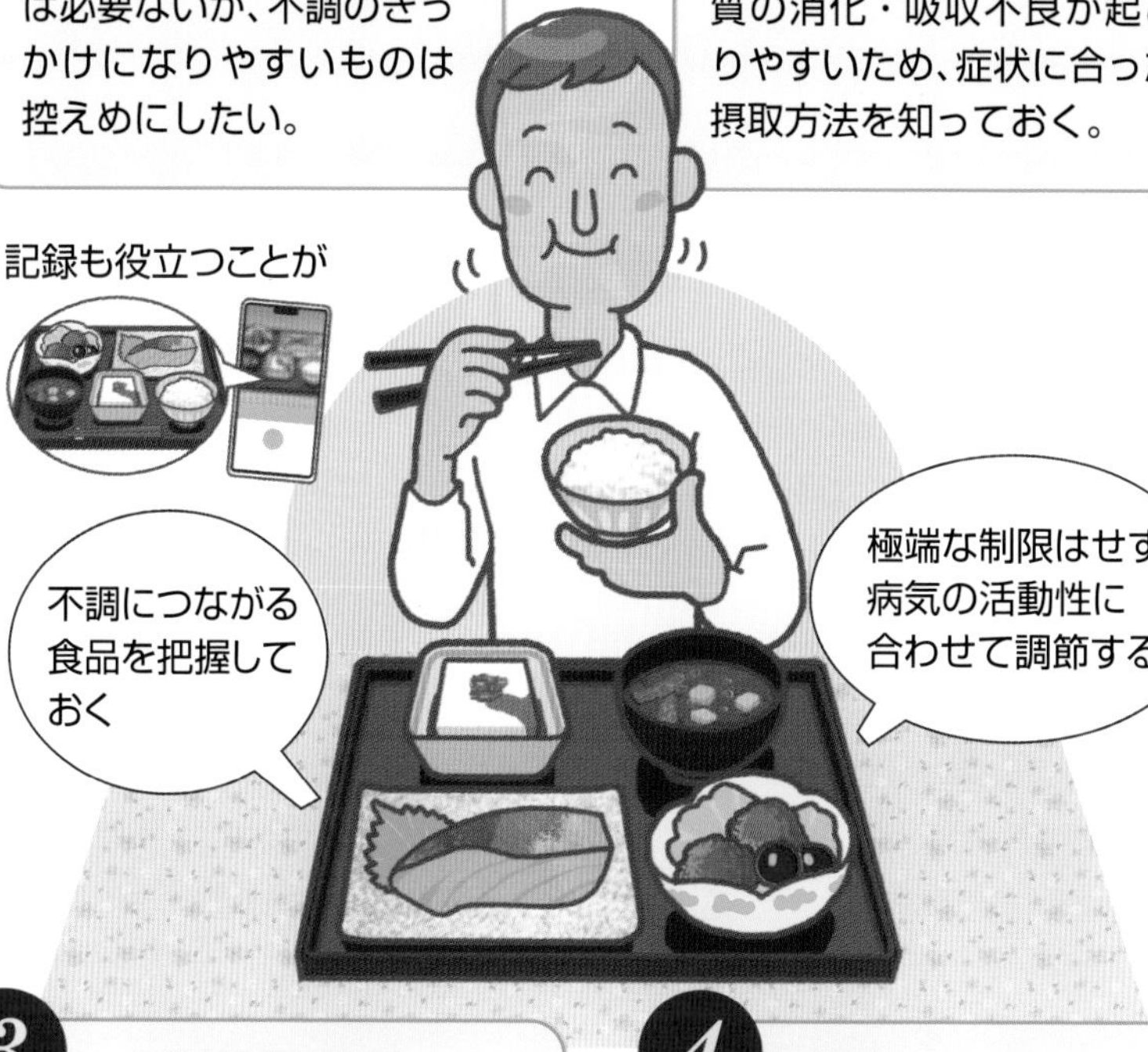
記録も役立つことが
不調につながる食品を把握しておく
極端な制限はせず、病気の活動性に合わせて調節する

3 活動期は消化しやすい食事を徹底

症状があるときは次の３つを守って消化管の負担を減らす。
①低脂肪
②低残渣《ざんさ》＝低食物繊維
③低刺激

4 病状によっては栄養療法を行う

寛解導入を目的に経腸栄養療法を行い、導入後は食事と併用する場合もあり。

食べてもよいか迷ったときは

刺激物は量と頻度に気をつける

潰瘍性大腸炎もクローン病も、寛解期に特段の食事制限は必要ありません。しかし、下痢などつらい症状を経験すると「これは食べてもよいのかな」と不安になったり迷ってしまうこともあるでしょう。よく相談を受けるもののひとつが刺激物です。

消化管粘膜をダイレクトに刺激する激辛食品や、カフェイン飲料、アルコールなどをとりすぎると、腹痛や下痢などを引き起こす一因になります。

個人の嗜好によるところが大きいので、普段から口にしていないという人もいるでしょうが、習慣的にとっている人は量や頻度に気を付けましょう。

食物繊維が負担になることも

食物繊維は、腸の運動を活発にするので、便秘解消に効果的な食品として知られています。

しかし、活動期の人や、慢性的な炎症により腸に狭窄《きょうさく》が起きている人の場合、食物繊維による刺激がかえって腸の負担になったりします。その結果、腹痛、下痢、腹部膨満感などの症状を悪化させることがあります。

脂肪のとり過ぎは下痢のもと

脂肪は消化に時間がかかります。そのため、脂肪=脂質をとり過ぎると、消化不良を起こして下痢などの症状を起こしやすくなります。したがって、活動期に腸管を休ませるには、脂肪の摂取を控えたほうがよいとされています。

体調が落ち着いている時期には、脂肪のとり過ぎにさえならなければ、とくに制限はありません。

こんな食品に気をつけたほうがよい？

腸管を刺激する飲食物

- 香辛料
- 辛味、酸味、塩味の強い料理
- 生の玉ねぎ、長ねぎ、にんにく、にらなど
  (硫化アリルという成分が刺激になる)
- カフェインを含むコーヒーなど

- 寛解期：ほどほどに
- 活動期：控えめに

- 炭酸飲料
- アルコール
- 冷たすぎるもの

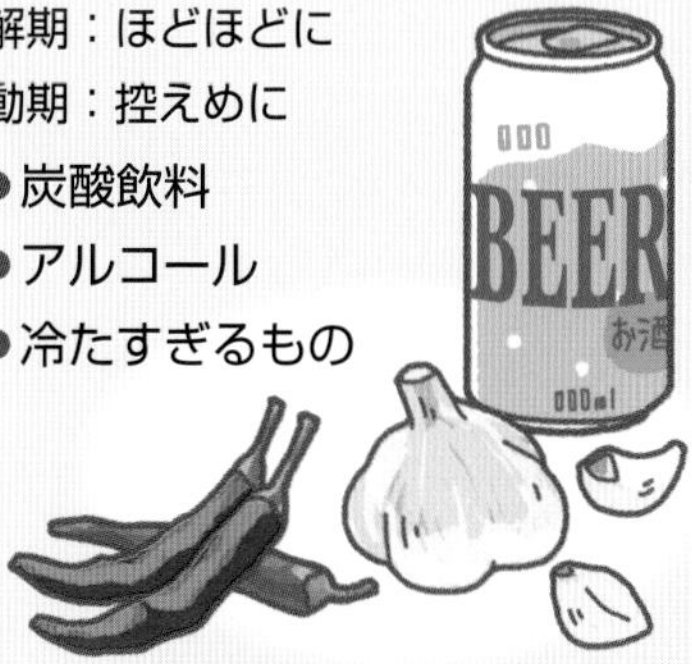
BEER
お酒

食物繊維を多く含む食品

- 寛解期：適量とる
  クローン病の人は
  とり過ぎに注意する
- 活動期：控えめに

不溶性食物繊維が多い
根菜類など

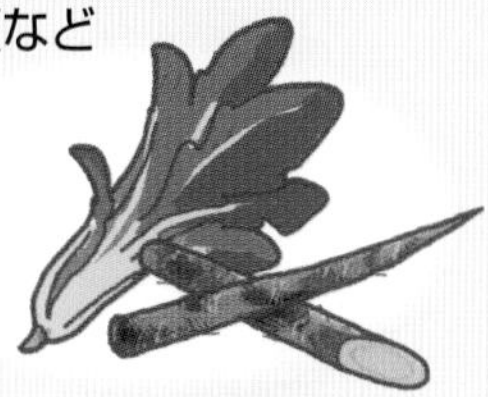

脂肪を多く含む食品・調味料

- 寛解期：適量とる
- 活動期：控えめに

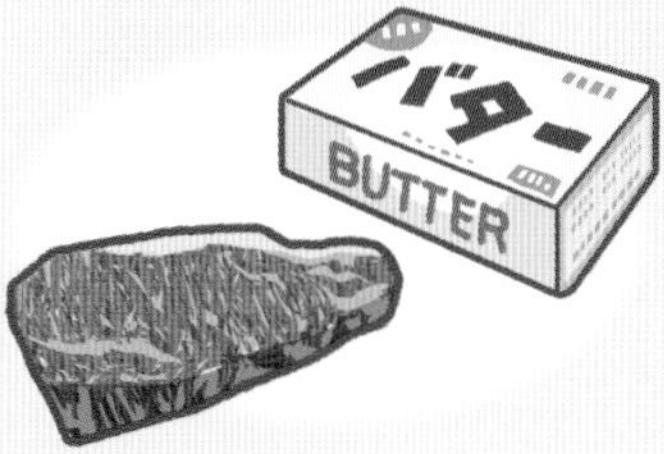
バター
BUTTER

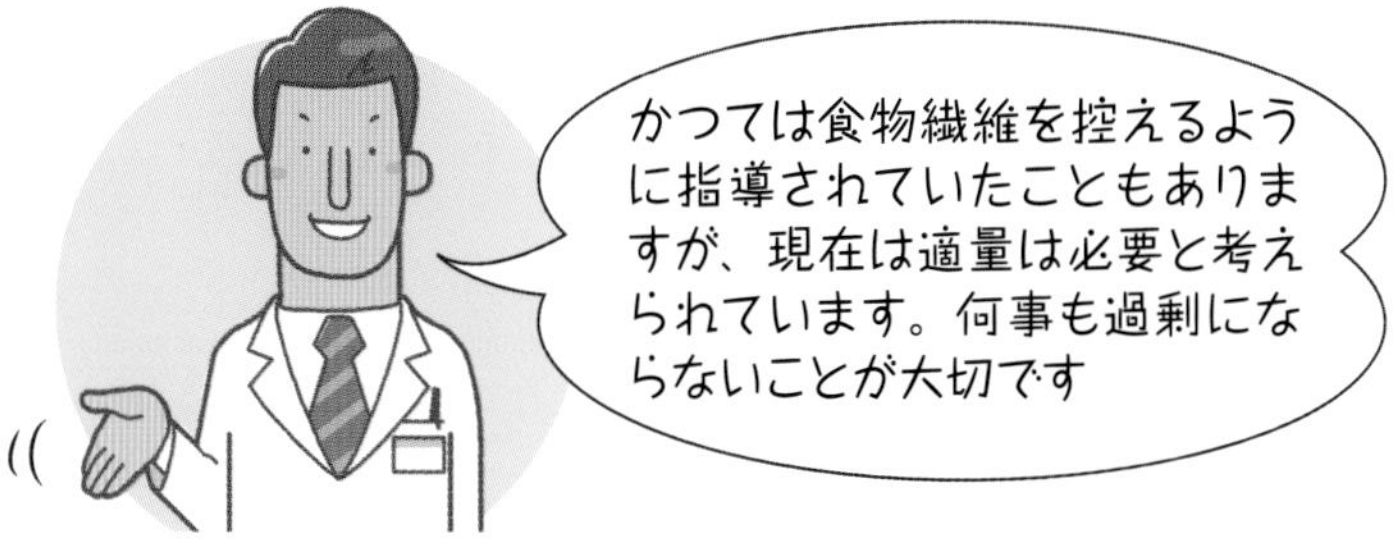
かつては食物繊維を控えるように指導されていたこともありますが、現在は適量は必要と考えられています。何事も過剰にならないことが大切です

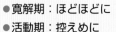

自分に合わない食品を把握しよう

食事の影響には個人差がある

腸に負担のかかる刺激物など、控えめにしたほうがよい食品というものがあります。しかし、なかにはそれらを食べても症状に影響しない人もいます。したがって、なんでも一概に制限するのではなく、「食べて大丈夫なら食べる」というスタンスで、自分に合うもの・合わないものを見極めることが大切です。

また、同じ食材でも、食べる量や調理法によっては、問題なく食べられることもあります。いろいろ試して、「これなら食べられる」というものを増やしていきましょう。

メモや画像で記録する

自分に合うもの・合わないものを把握するには、食事内容と体調を記録するのが一番よい方法です。細かく書く必要はありませんが、あとで見たときに食材、調理法、食べた量がわかるように記録しておくと自分の貴重なデータとなり、役立つことがあります。スマホの日記アプリを活用している人もいます。忙しい人は、手帳にメモしたり、写真を撮るだけでも十分です。

合わない食品が多いとき&偏っているとき

たとえば、肉類を食べると、おなかの調子が悪くなる人は、これらに代わるたんぱく質源を確保する必要があります。また、牛乳や乳製品がすべて合わないという人は、カルシウムの摂取不足による骨粗鬆症を防ぐために、別のカルシウム源が必要です。

このように合わない食品が多い場合や偏っている場合、特定の栄養素の不足が懸念されるので、管理栄養士のアドバイスを受けましょう。

食事記録のすすめ

記録に残しておくと、どの食品が症状を引き起こす
原因になるのかを知る手がかりになる。

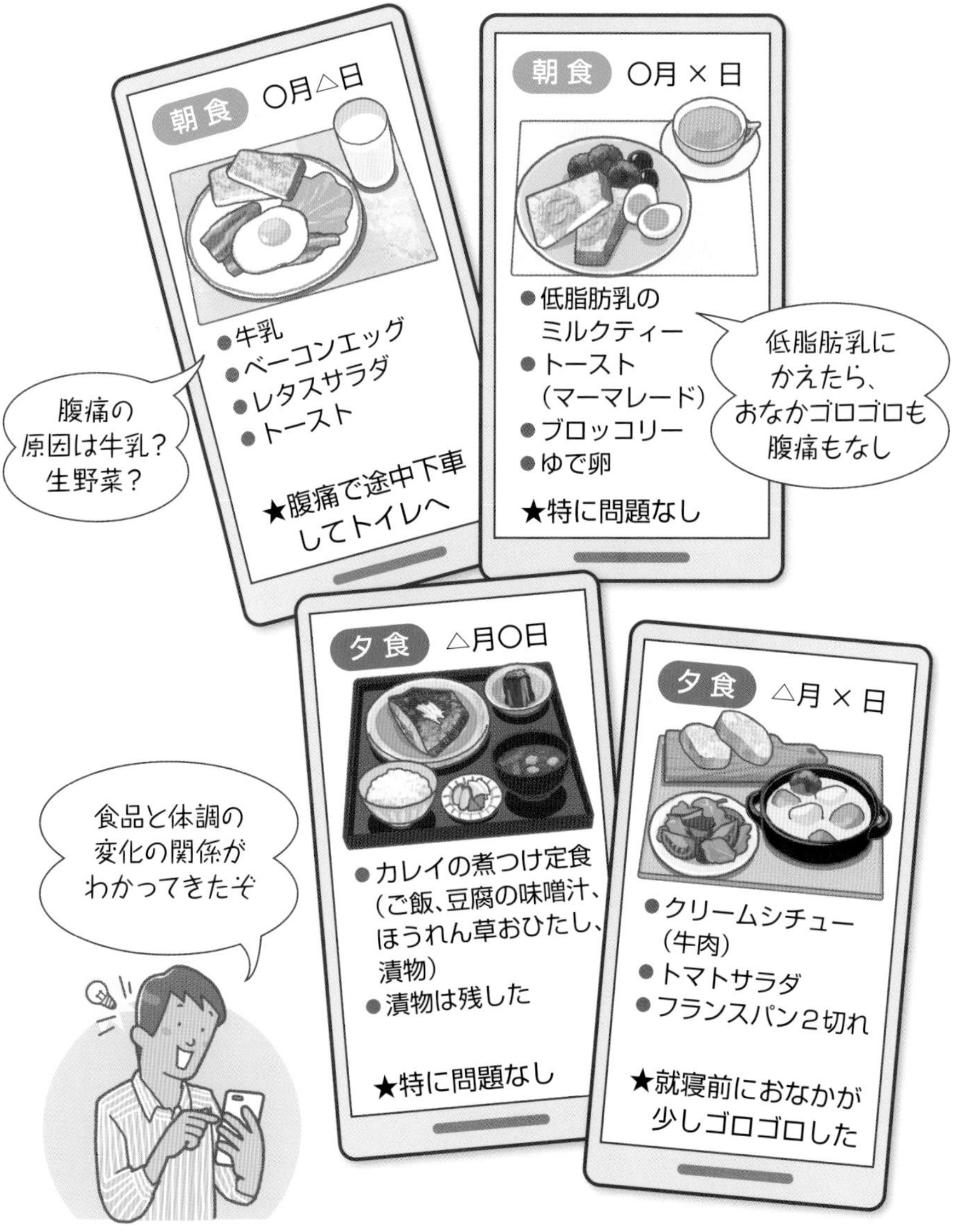
朝食 ○月△日
●牛乳
●ベーコンエッグ
●レタスサラダ
●トースト
★腹痛で途中下車してトイレへ
腹痛の原因は牛乳？生野菜？
朝食 ○月×日
●低脂肪乳のミルクティー
●トースト（マーマレード）
●ブロッコリー
●ゆで卵
★特に問題なし
低脂肪乳にかえたら、おなかゴロゴロも腹痛もなし
夕食 △月○日
●カレイの煮つけ定食（ご飯、豆腐の味噌汁、ほうれん草おひたし、漬物）
●漬物は残した
★特に問題なし
夕食 △月×日
●クリームシチュー（牛肉）
●トマトサラダ
●フランスパン2切れ
★就寝前におなかが少しゴロゴロした
食品と体調の変化の関係がわかってきたぞ

体に必要なエネルギーと栄養をとるには

必要なエネルギー量は標準体重から算出

食べ物に含まれる栄養は、生きていくためのエネルギー源。私たちは、活動時はもちろん、寝ているときもエネルギーを消費しているため、生きていくには、食事でエネルギーをとる必要があります。1日に必要なエネルギー量は、標準体重から算出することができます（左頁参照）。

潰瘍性大腸炎やクローン病の活動期は、炎症や発熱などによって、健康な人よりエネルギー消費量が増えます。標準体重1kgあたりの摂取エネルギー量は、30～35kcalを目安にして算出します。

両疾患とも寛解期は、健康な人と同様、標準体重1kgあたり25～30kcalで算出したエネルギー量を目安にしてよいでしょう。

といっても、これらはあくまでも目安です。体に必要なエネルギー量は、普段の活動量や体調によっても異なります。主治医や管理栄養士と相談をしながら、必要なエネルギー量をとれる食事をするようにしましょう。

体重から必要量がとれているかをチェック

活動量が少ないのに、食事で摂取するエネルギーが多いと、体重は増えます。逆に、活動量は多いのに、十分な食事がとれないと、体重は減少します。

つまり、必要なエネルギー量がきちんととれているかどうかは、体重の変動でわかります。摂取エネルギーと消費エネルギーのバランスがうまくとれていれば、体重が変動することはありません。

標準体重や、体調が安定しているときの体重を基本に、毎日、体重測定をして体重変動がないかどうかを確認するとよいでしょう。

1日に必要なエネルギー量の求め方

標準体重から1日の摂取エネルギー量を算出することができる。

炎症性腸疾患患者の場合

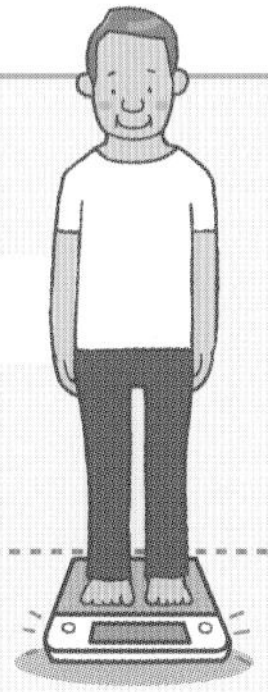

1 標準体重を求める

標準体重(kg) = 身長(m) × 身長(m) × 22

例）身長が168cm（1.68m）のAさんの場合

1.68 ×1.68 × 22 = 62.09kg ← 標準体重

2 1日の摂取エネルギー量を求める

1日の摂取エネルギー量(kcal) = 標準体重(kg) × 30〜35(kcal)＊

例）Aさんの場合

62 × 30〜35 = 1860 〜 2170kcal

◎成長期の子どもや妊婦は、必要なエネルギー量を医師や管理栄養士に相談を！

潰瘍性大腸炎患者（寛解期）の場合

1日の摂取エネルギー量(kcal) = 標準体重(kg) × 25〜30(kcal)＊

例）Aさんの場合

62 × 25〜30 = 1550 〜 1860kcal

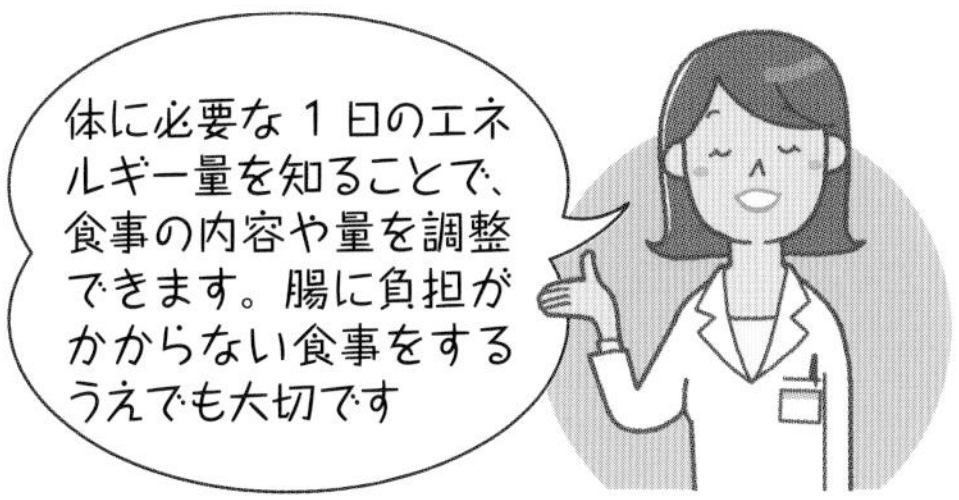
体に必要な1日のエネルギー量を知ることで、食事の内容や量を調整できます。腸に負担がかからない食事をするうえでも大切です

＊ 成人の標準体重1kgあたりの摂取エネルギー量の目安

- デスクワークや家事が中心の人　25〜30kcal
- 接客業など立ち仕事をしている人　30〜35kcal
- 力仕事をしている人　35〜40kcal

1日3食、規則正しく食べる

健康な食生活は、1日3食、できるだけ決まった時間に栄養バランスのとれた食事をとること。これは、炎症性腸疾患だとしても同じです。

朝食を抜いたりして1日の食事回数が減ると、次の食事までの空腹時間が長くなるので、食べすぎにもつながります。また、欠食でエネルギー不足の時間が長くなると、体は1度の食事でたくさんのエネルギーを取り込もうとするため、かえって太りやすくなります。さらに、欠食すると、食べる食品の数が減るため、1日に必要な栄養素を十分にとることができません。

1日に必要なエネルギー量を、朝・昼・晩の3回の食事で、それぞれ3分の1ずつとるのが、腸への負担、体重管理の面でも理想的です。

1日3食、規則正しい食習慣を心がけることは、健康的な生活リズムをつくる土台となります。

なお、夜間は腸管の運動が活発になるので、体調が悪いときは、夜の食事の量を普段より少なめにするなど、体調をみて食事量を調節しましょう。

栄養バランスのとれた食事をする

栄養バランスのとれた食事とは、1日に必要な栄養素を過不足なくとることです。

主食と1汁3菜（主菜＋2副菜）を基本にした献立にすると、自然と栄養バランスのよい食事をとることができます。加えて、乳製品や果物を間食やデザートに取り入れると、ビタミンやミネラルも不足なくとることができるのでおすすめです。

潰瘍性大腸炎、クローン病の寛解期は、特別な食事制限はありません。バランスよく必要な栄養素をしっかりとりましょう。「○○ばかりを食べる」といった偏った食事は避けてください。

なお、食事に不安があるときは自己判断で食事制限をせず、主治医や管理栄養士に相談しましょう。

ライフスタイルに合わせた食事の配分

基本

- 1日に必要なエネルギー量の3分の1
- 栄養バランスのとれた食事

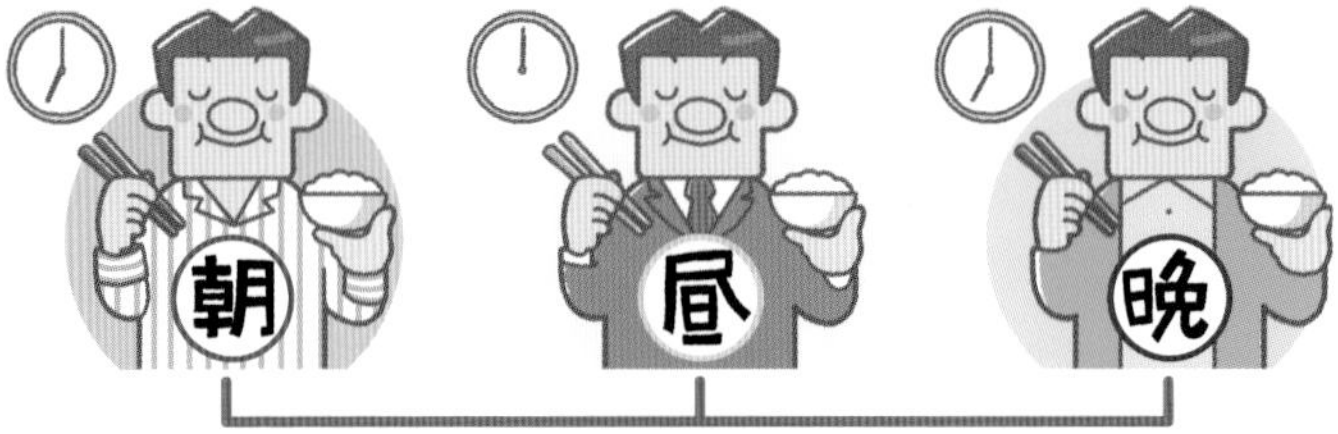
朝
昼
晩

◎できるだけ決まった時間に食べることで自律神経の働きも保たれる。

仕事などで帰宅が遅くなるとき

食事と食事の間の時間が空いてしまうときは、上手に間食を組み入れる。

例

昼	12:30
間食	17:00
晩	21:30

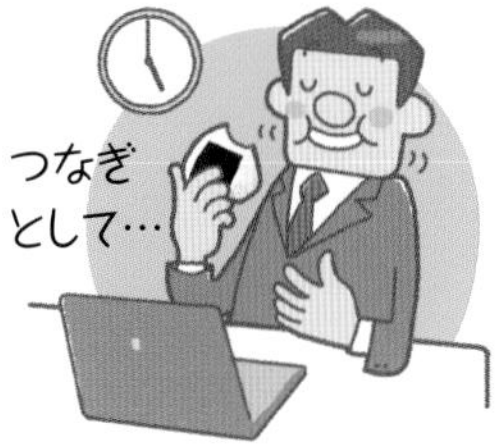
つなぎとして…

会社でおにぎり(1個)などの炭水化物を先に食べ、帰宅後は脂肪が少ないおかずをとると、腸にあまり負担をかけない。

栄養バランスのとれた食事

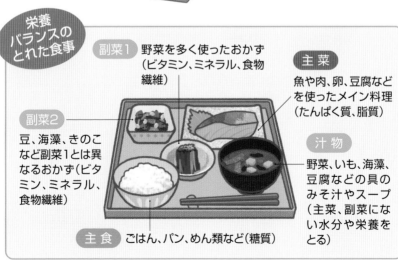

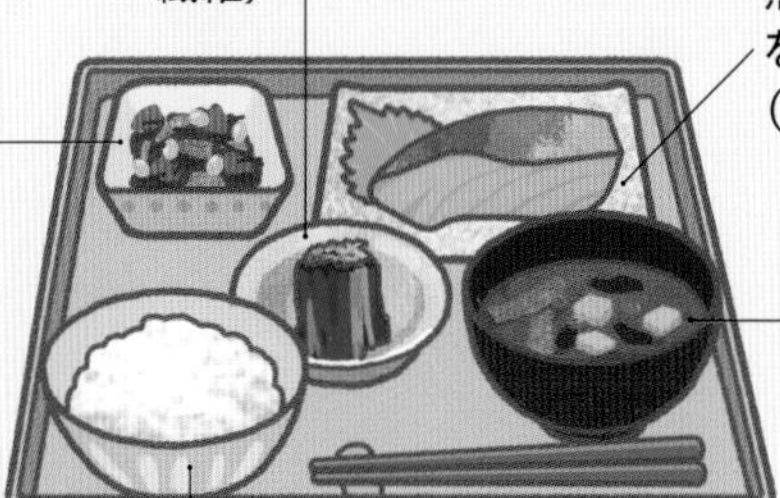
副菜1 野菜を多く使ったおかず(ビタミン、ミネラル、食物繊維)
主菜 魚や肉、卵、豆腐などを使ったメイン料理(たんぱく質、脂質)
副菜2 豆、海藻、きのこなど副菜1とは異なるおかず(ビタミン、ミネラル、食物繊維)
汁物 野菜、いも、海藻、豆腐などの具のみそ汁やスープ(主菜、副菜にない水分や栄養をとる)
主食 ごはん、パン、めん類など(糖質)

脂肪は上手にとる

脂肪はとり過ぎない

脂肪の消化には時間がかかるため、消化管には負担がかかります。健康な人でも脂肪のとり過ぎはよくありません。潰瘍性大腸炎やクローン病の患者さんの場合、脂肪の過剰摂取は腸内細菌のバランスを乱し、細菌などが腸管内に入って炎症を引き起こすことにもつながります。

潰瘍性大腸炎の場合、体調が落ち着いている寛解期では、栄養バランスのよい食事をとることが基本。脂肪はとり過ぎなければ脂肪の摂取制限はありません。

なお、下血や下痢、腹痛などの症状があり、体調が悪いときは、脂肪の摂取を普段よりも控え、腸を休めましょう。体調によって、脂肪のとり方を工夫してください。

クローン病にも脂肪制限はない

クローン病の場合、よい薬物療法のなかった時代は、脂肪の摂取量が1日30gを超えると再燃率が高まるといわれ、1日30g未満と制限していました。しかし、有効な薬物治療がある現在では、脂肪摂取を厳しく制限はしていません。また、極端な脂肪制限はストレスにつながります。寛解期であれば、栄養バランスのよい食事のなかで、適量の脂肪をとれば問題ありません。活動期に脂肪を多くとり過ぎると、腹痛や下痢などを引き起こすことがあります。活動期の脂肪摂取量については、主治医や管理栄養士とよく相談をしてください。

飽和脂肪酸と不飽和脂肪酸など摂取する脂質別の食事指導も耳にしますが、現段階では根拠に乏しく一定の見解はまとまっていません。

脂肪を控えたいときの工夫

脂質摂取量は、総エネルギー量の20～25%が理想的。調理に使う油のほか、食品に含まれる脂肪にも気をつけて食事をしよう。

調理法で上手に脂肪を落とす

調理法次第で、余分な脂を落とすことができ、摂取エネルギーも抑えられる。

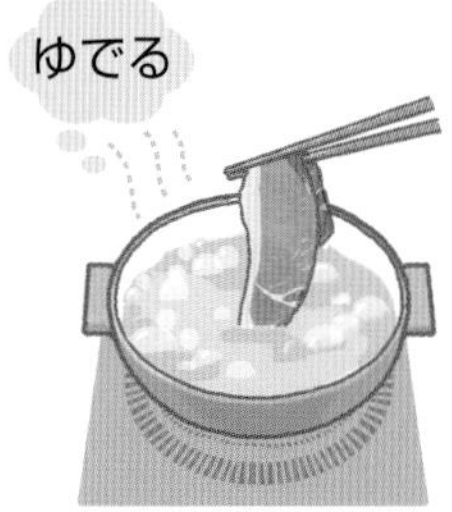

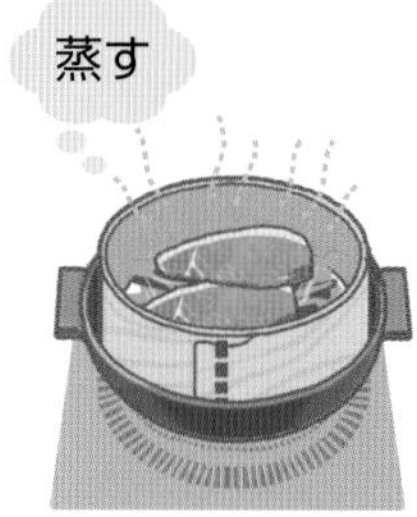

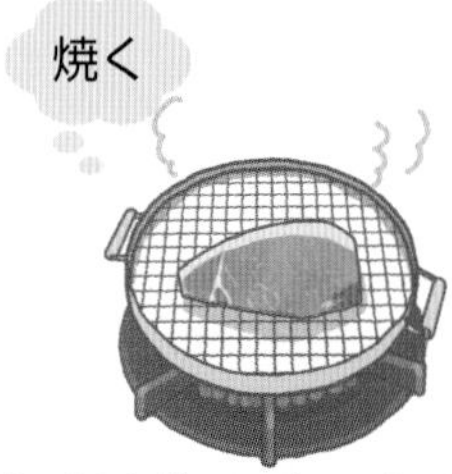

焼き網、魚グリル、グリルパンを使う

肉の脂身は取り除く

ロース肉などは、白い脂身部分を切って取り除くと、脂肪をとり過ぎず、低エネルギーになる。また、鶏肉も脂肪の多い皮を取り除くと脂肪をカットできる。

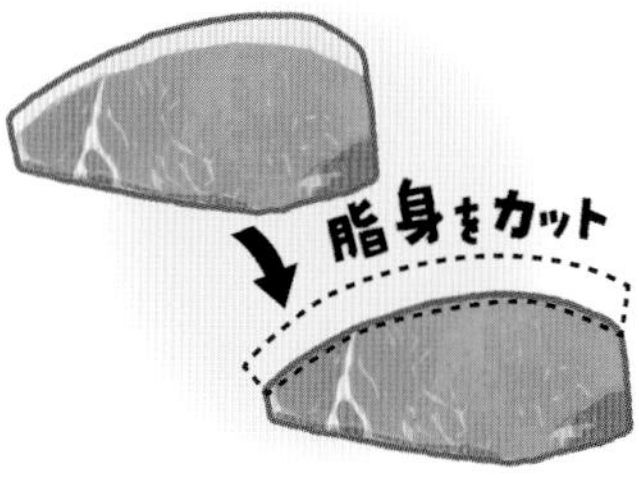

肉は脂の少ない部位を選ぶ

肉の種類や部位によって脂肪の量は異なるので、脂肪の少ない部位を選ぶのも一つの方法。

●100g当たりのエネルギーと脂質

	エネルギー量	脂質量
鶏ささ身	109kcal	0.8g
鶏むね肉(皮なし)	121kcal	1.9g
鶏むね肉(皮あり)	244kcal	17.2g
豚ひれ肉	130kcal	3.7g
豚もも肉	183kcal	10.2g
豚ばら肉	395kcal	35.4g
牛ひれ肉	133kcal	4.8g
牛もも脂身つき	165kcal	8.6g

七訂食品成分表2020(女子栄養大学出版部)

高脂肪・高エネルギーのお菓子にも注意

間食をしてもよいが、ポテトチップスやスナック菓子は高脂肪・高エネルギーなので、食べるなら少量に。おやつには、ヨーグルトや果物がおすすめ。

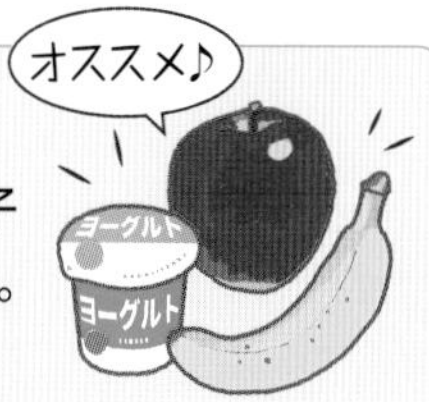

たんぱく質をとるときの注意点

たんぱく質は不足しないように

たんぱく質は、腸管の再生や粘膜の治癒、筋肉の維持など、病状の回復のためにも必要な栄養素なので不足させずに上手にとることが大切です。

たんぱく質摂取に関して注意が必要な点は、まず脂肪の摂取過多を避けることです。

たんぱく質を多く含む食品に肉類や卵、牛乳、乳製品があります。これらは脂肪を多く含むので、たくさんとることで脂肪の摂取量が増えすぎてしまうことがあります。一方、大豆や大豆製品、小麦粉などの食品はたんぱく質を多く含みつつ脂肪は少なめなので、たんぱく質の摂取量を増やすときは、肉類に偏った食事にならないようにし、豆腐や納豆などからのたんぱく質摂取を多めにするとよいでしょう。

なお、肉や魚介類は切り方や調理法によっては消化器に負担をかけることがあります。活動期や狭窄があるときは、消化のよい調理法にしたほうがよいでしょう。

心配される方が多いのはたんぱく質による食事性抗原*でしょう。とくにクローン病では、食事で摂取したたんぱく質が未消化のまま小腸に着くことで食事性抗原となり、免疫を刺激し炎症を招くことがあります。また炎症が続くことで免疫から産生される生理活性物質であるサイトカインが増え、さらに症状が悪くなってしまうことがあります。症状がなく落ちついているときは心配することはありませんが、病期や病状によってはこの状態を改善するため、食事でのたんぱく質を制限することがあります。

とはいえ、たんぱく質が不足することは回復の妨げにもなりますので、栄養剤による栄養療法を行うなどして不足させないことが大切です。

用語解説 食事性抗原　口から入った食べ物が、体内で異物と認識されて、攻撃対象となること。

たんぱく質を上手にとる食事のポイント

たんぱく質には、動物性たんぱく質と植物性たんぱく質の2種類がある。脂肪が多い動物性たんぱく質が多く含まれる食品は、とり過ぎないことが大切。

植物性たんぱく質

- 脂肪が少ない
- 積極的に

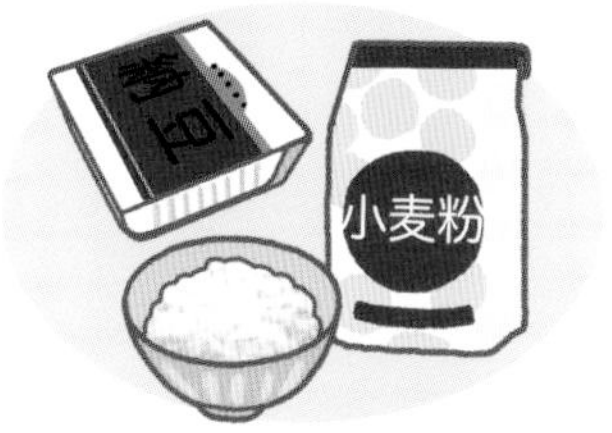

豆腐、納豆などの大豆製品
大豆、小麦粉、米　など

＞

動物性たんぱく質

- 脂肪が多い
- 控えめに

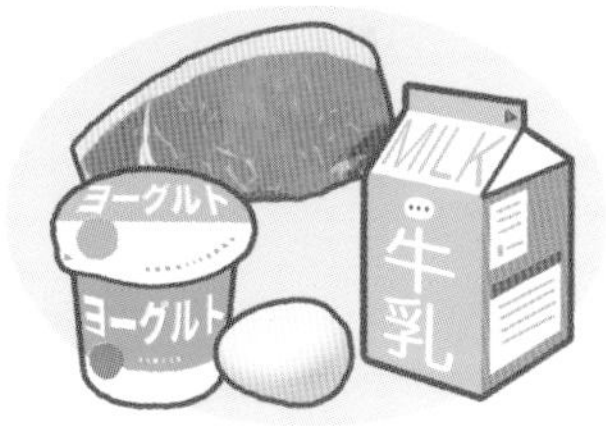

肉、魚、卵、乳製品　など

クローン病では、肉よりも大豆製品や魚のたんぱく質を多くとるとよい。

たんぱく質とは

　アミノ酸が多数つながった高分子化合物で、ヒトのたんぱく質は20種類のアミノ酸が複雑に結びついてできている。20種類のアミノ酸のうち、必須アミノ酸と呼ばれる9種類は体内で合成できないので、食事から摂取する必要がある。

　なお、肉や魚、卵、牛乳などの食べ物に含まれるたんぱく質は、ヒトにとっては異物。胃腸で消化し、いったんバラバラのアミノ酸に分解して、ヒトのたんぱく質に組み立て直される。

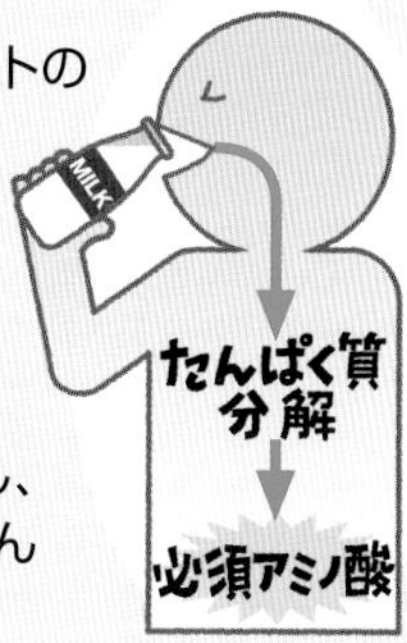

食物繊維のとり方

食物繊維の働き

潰瘍性大腸炎やクローン病では、腹痛や下痢の症状があるため、消化されにくいイメージがある食物繊維の摂取には、慎重になるかもしれません。

実は、食物繊維は小腸では消化されず、大腸に到達した一部が腸内細菌により発酵・分解されて、短鎖脂肪酸を生成します。この短鎖脂肪酸は、大腸粘膜細胞のエネルギー源となって大腸内のpH《ピーエイチ》を低下させて腐敗菌の増殖を抑制することで、腸内環境を整える働きがあります。

確かに、活動期は腸の運動を活発にする食物繊維は控えめにしたほうがよいでしょう。しかし、潰瘍性大腸炎もクローン病も、症状が落ち着いてきた寛解期であれば、腸のために摂取したほうがよいといえます。

潰瘍性大腸炎の寛解期は摂取制限なし

潰瘍性大腸炎の活動期は、体調をみながら消化のよい食事をすることが大切です。しかし、寛解期では普通の食事をしても問題はなく、食物繊維においても制限はありません。

むしろ食物繊維は、大腸の粘膜を修復する腸内細菌の善玉菌を増やす働きがあるので、寛解期は食物繊維を摂取して、腸内を整えるとよいでしょう。乳酸菌などの腸に存在する善玉菌そのものを摂取する（プロバイオティクス）ことに加え、食物繊維やオリゴ糖など腸内細菌のエサとなるものを摂取する（プレバイオティクス）ことで腸内環境を整えることを期待して、併用されることもあります。

1日の食事の中で、食物繊維を含む食品を上手にとるようにしましょう。

腸内環境を整えるには

炎症性腸疾患の寛解期は、プレバイオティクスとプロバイオティクスの食品を摂取して腸内環境を整えよう。

プレバイオティクス　腸内環境を整える細菌のエサになる食品

食物繊維が含まれている食品例

ごぼう、キャベツ、きのこ類、いも類、こんにゃく、海藻など

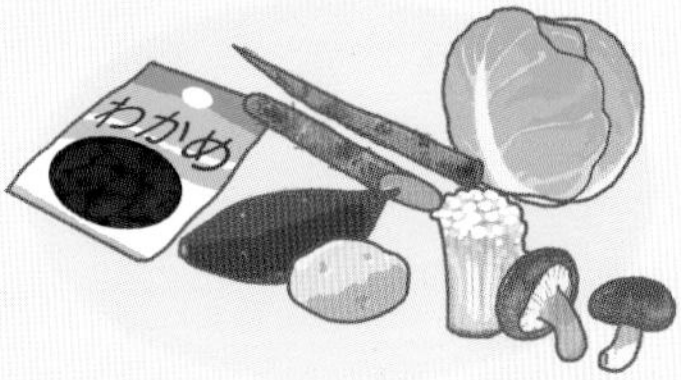

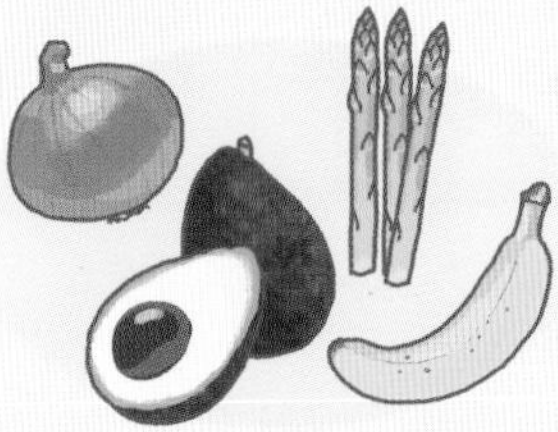

オリゴ糖が含まれている食品例

ねぎ、玉ねぎ、にんにく、アスパラガス、アボカド、大豆、バナナなど

プロバイオティクス　体によい影響を与える菌が含まれた食品

乳酸菌やビスィズス菌が含まれている食品例

納豆、みそ、ヨーグルト、チーズ、乳酸菌飲料、ぬか漬けやキムチなど

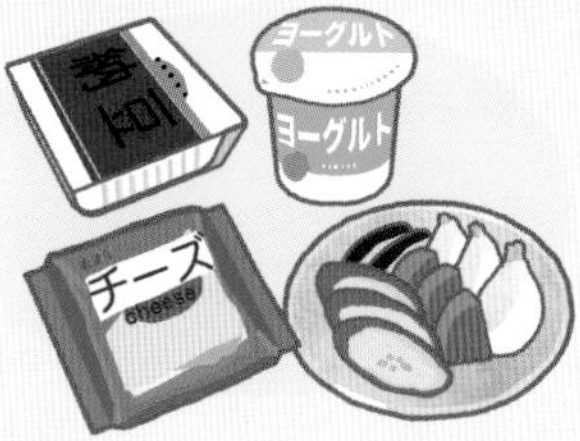

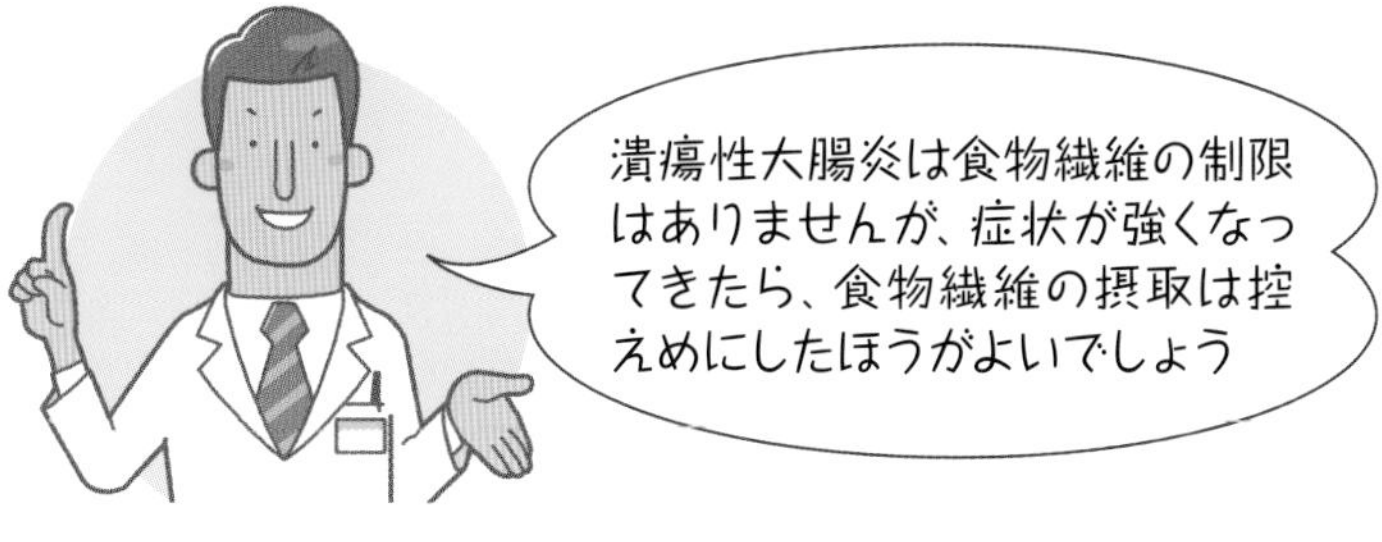
潰瘍性大腸炎は食物繊維の制限はありませんが、症状が強くなってきたら、食物繊維の摂取は控えめにしたほうがよいでしょう

水溶性食物繊維と不溶性食物繊維

食物繊維にはさまざまな種類がありますが、主に水溶性食物繊維と不溶性食物繊維に分けられます。

水溶性食物繊維は、糖質やコレステロールの吸収を抑え、血糖値の上昇をゆるやかにします。また、腸内の有害物質を排泄し、善玉菌を増やす整腸作用があります。なかでも、りんごなどの果実類に多く含まれるペクチンのオリゴ糖は、腸管に与える刺激が少ないため、下痢を軽減する効果をもたらします。

不溶性食物繊維は、水に溶けない性質で、腸内細菌によって、あまり分解されません。保水性が高いため、水分を吸着して膨張させます。それによって便の量を増やし、腸の蠕動運動を促します。

クローン病で狭窄がある場合は控えめに

クローン病の活動期や再燃期に食物繊維が多く含まれた食品をとると、腸管活動が活発になって下痢や腹痛を起こすことがあります。そのときは食物繊維を控えて腸を休めてください。

症状が落ち着いてきたら、水溶性食物繊維が多く含まれる食品や、オリゴ糖などをとるようにし、腸内環境を整えるとよいでしょう。なお、食品には水溶性食物繊維と不溶性食物繊維の両方が含まれています。水溶性食物繊維食品の中にも不溶性食物繊維が含まれているので、とり過ぎないようにします。

寛解期においては、狭窄《きょうさく》がなければ食物繊維の厳しい制限はありません。おなかの調子や、排便をよくするには、ヨーグルトなどのプロバイオティクス（127頁参照）をとって腸内環境を整えることも大切です。しかし、不溶性食物繊維を多く含む食品を摂取すると、蠕動運動が活発になって狭窄部で腸閉塞を起こす恐れがあります。おなかの調子がよくないときは、控えましょう。

そして狭窄がある場合は、1回の食事量を少量にし、食物繊維を多く含まない食事にします。

水溶性食物繊維と不溶性食物繊維の食品例

水溶性食物繊維（ペクチン、グルコマンナン、アルギン酸）の多い食品

りんご、もも、バナナなどの熟した果物、いも類、キャベツ、大根、にんじんなどの野菜類、こんにゃくいも（市販のこんにゃくは不溶性食物繊維）、大豆、大麦、ライ麦、海藻類のネバネバの部分

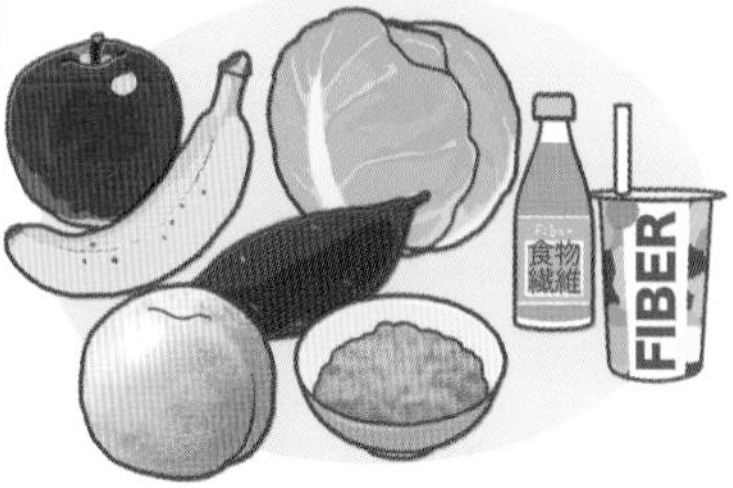
食物繊維
FIBER

不溶性食物繊維（セルロース、ヘミセルロース、リグニン）の多い食品

ごぼう、たけのこ、ほうれん草、菜の花、山菜、パイナップル、干し柿、大豆、小麦ふすま、こんにゃく、玄米などの穀類、豆類、ドライフルーツ、わかめなどの海藻類、ココア、きのこ類

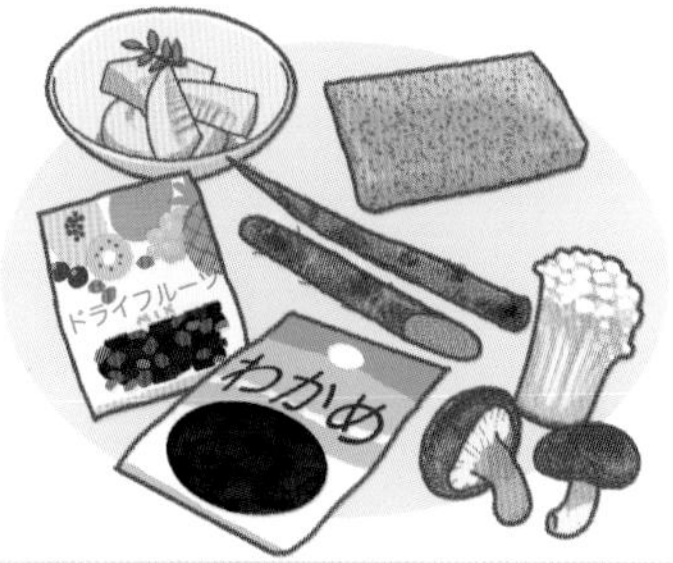
わかめ

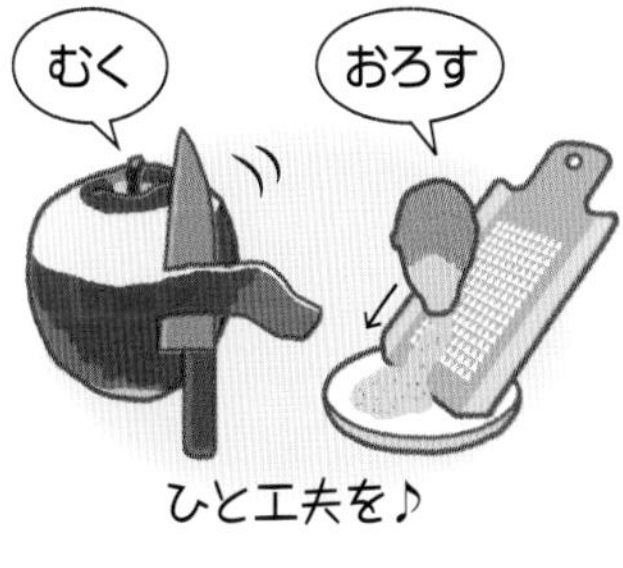
むく
おろす
ひと工夫を♪

炎症や狭窄がある場合

- 水溶性食物繊維だけの食品はないので、不溶性食物繊維が多く含まれている食品を控える。
- 調理の工夫で腸への刺激を減らす
  皮をむく／ミキサーにかける／刻む／つぶす／おろす／煮る　など

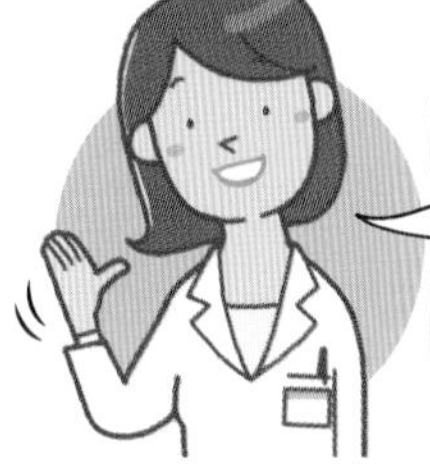
野菜や果物は、種類によって水溶性食物繊維と不溶性食物繊維が含まれている量が違います。炎症性腸疾患の寛解期では、水溶性食物繊維を多く含む果物や野菜を摂取しても問題ありませんが、クローン病の再燃期や狭窄がある場合は、野菜や果物の量を控えて食物繊維の少ない食事を心がけましょう

糖質のとり方

糖質の特徴は消化・吸収が速いこと

潰瘍性大腸炎やクローン病では、消化に時間がかかって腸がずっと働き続けていることが、回復に影響してしまうことがあります。

その点、糖質は脂質やたんぱく質に比べて消化・吸収が早いので、すぐにエネルギーになり、腸の働く時間が短くなり安静にもつながります。糖質は、体のエネルギー源となる重要な栄養素なので、必要量をとることが大切です。

炭水化物とは、糖質と食物繊維を合わせたもので、ごはん、パン、めん類など、主食になるものに多く含まれています。消化がよいので、体調がすぐれないときでも安心して食べられます。炭水化物は、1日の必要エネルギーの50～65％に相当する量をとることが推奨されています。主食＋おかずを基本に、栄養バランスのよい食事を心がけましょう。

人工甘味料は一度に多くとらない

人工甘味料は、砂糖の代替えとして科学的に合成された甘味料で、糖アルコールと非糖質系甘味料が用いられています。糖分ゼロとうたったダイエット飲料にも、人工甘味料は含まれています。

人工甘味料が入った清涼飲料水や食品などを短時間にたくさん飲食すると、下痢を引き起こすことがあります。少し時間を空けてとるようにすると、下痢は改善されますが、人工甘味料は頻繁に多くとり過ぎないように気をつけましょう。

また、甘いお菓子やクロワッサンやデニッシュのようなパンには、糖質だけでなく、脂肪もたくさん含まれています。クローン病では、脂肪の過剰摂取は消化不良を引き起こすので注意が必要です。

糖質が多く含まれているもの

- 米、パン、めん類
- かぼちゃ、さつまいも、じゃがいも、れんこん、とうもろこし
- バナナ、桃、ぶどう、りんご
- ビール、日本酒などの酒類
- ジュース
- 調味料（砂糖、みりん、はちみつ、ソース、ケチャップ）

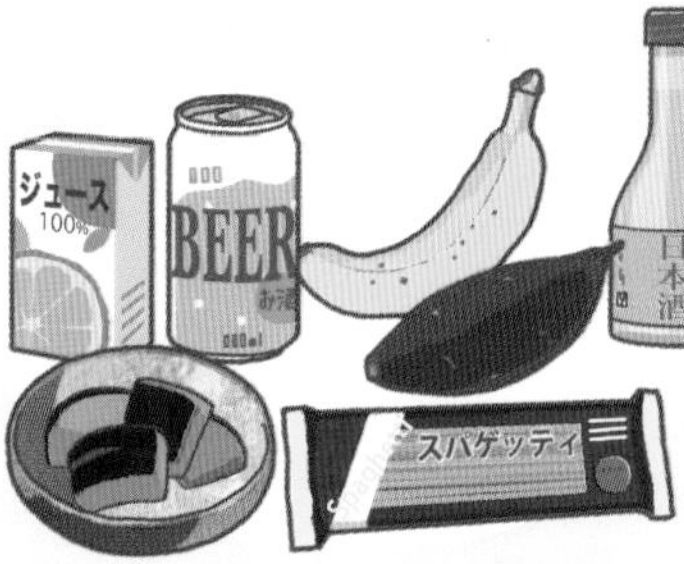

とり過ぎに注意

- 砂糖そのもの
→飲み物や料理に過剰に入れない
- クロワッサン、デニッシュ、ロールパン
- ケーキ、甘いお菓子
→脂肪が多く含まれている
- ビール、日本酒などの酒類
→多量飲酒は、糖質の過剰摂取につながる

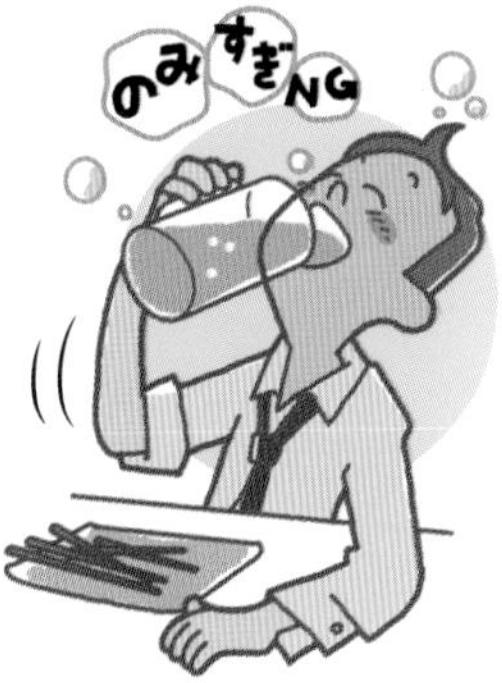

体重コントロールが必要な場合

従来、炎症性腸疾患の患者は、「低体重」「低栄養」リスクが高かったが、最近は薬も進歩し、エネルギー過多で体重コントロールが必要な人もいる。

なお、体重減のために、糖質制限をする人もいるが要注意。確かに、糖質を減らすと、たんぱく質や脂肪がエネルギー源として利用されるので、短期間で減量できたり、血糖値が下がったりする。

しかし、糖質の摂取量が少ないと、たんぱく質を構成するアミノ酸を肝臓が糖質につくり替えることで筋肉が分解されるため、筋力や体力の低下につながる。

体重コントロールをする際は、管理栄養士と相談をしながら、病状に合わせた栄養摂取を無理なく行うようにしよう。

乳製品のとり方

ビフィズス菌は腸内環境のバランスを改善

潰瘍性大腸炎、クローン病の寛解期においては、厳しい食事制限はなく、乳製品も特に制限はありません。ただし、乳製品をとると下痢や腹痛が起こる「乳糖不耐症」という体質の患者さんは注意が必要です。

ヨーグルト、乳酸菌飲料に含まれるビフィズス菌や乳酸菌は、腸内環境のバランスを改善します。プロバイオティクス（128頁参照）という体に良い働きが期待される食品でもあります。これらは、ガスの発生や腹部膨満感を軽減したり、下痢や便秘の改善や、免疫機能を高めたりすることが期待されています。

ただし、乳製品の中でも、どの食品の菌がよいかは明らかになっていません。腸内には、多種多様な菌が生息しているので、特定のものだけでなく、さまざまな食品から菌を摂取することがよいといわれています。また、どの乳製品が合うかは、人によって違います。いろいろな種類を試しながら、自分に合う食品を見つけましょう。

脂肪も多いので一度にたくさんとらない

乳製品は、骨をつくるのに必要なカルシウムを多く含む食品でもあります。乳糖不耐症以外の人は、摂取することが大切です。

一方で、乳製品は脂肪が多い食品でもあります。腸に炎症が起こって体調が悪いときや、一度にたくさん摂取したりすると、腸管の蠕動振動を刺激し、脂肪の消化吸収に必要な胆汁酸の分泌が促進されます。結果、下痢や腹痛を引き起こしやすくなるので、その点は注意しましょう。

乳製品のとり方のポイント

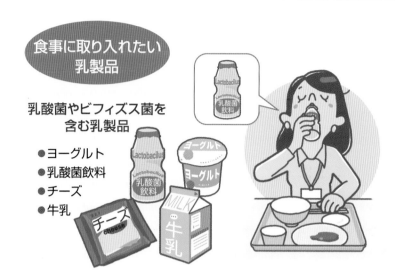

食事に取り入れたい乳製品

乳酸菌やビフィズス菌を
含む乳製品

- ヨーグルト
- 乳酸菌飲料
- チーズ
- 牛乳

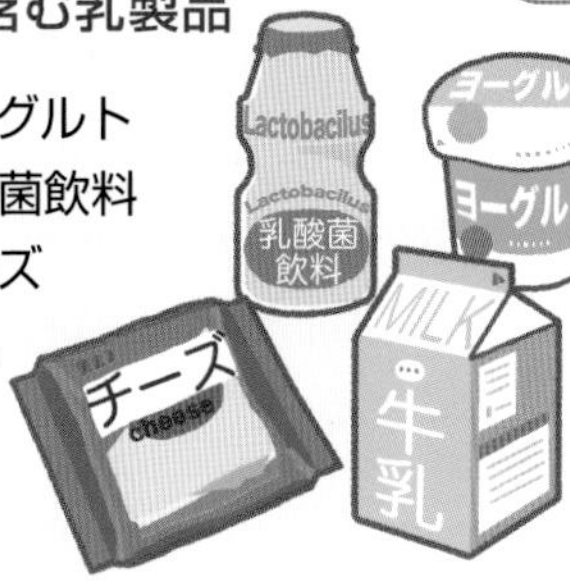
Lactobacilus
乳酸菌飲料
ヨーグルト
ヨーグルト
チーズ
cheese
MILK
牛乳

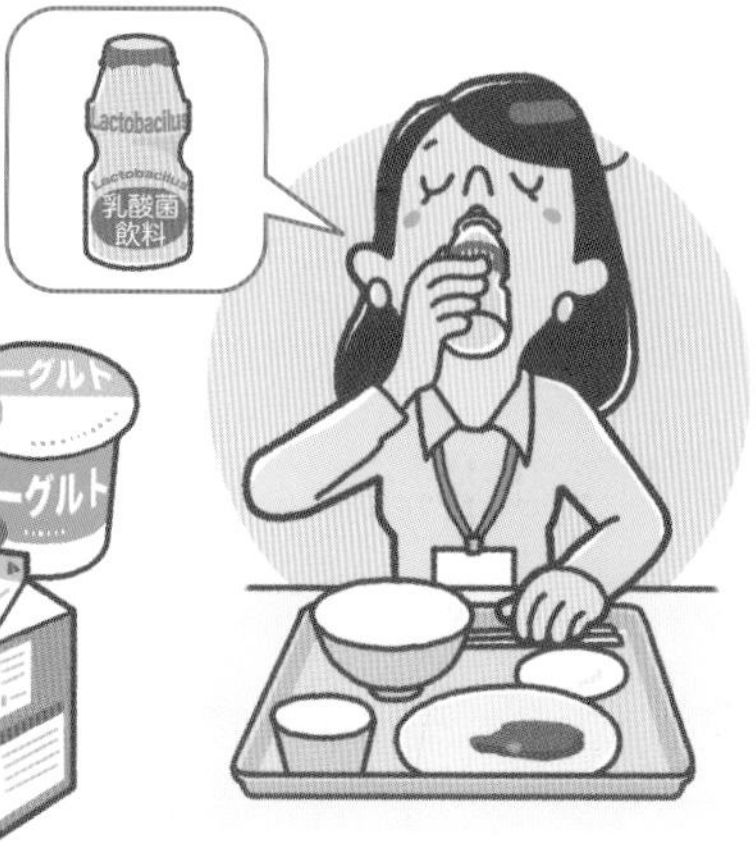
Lactobacilus
乳酸菌飲料

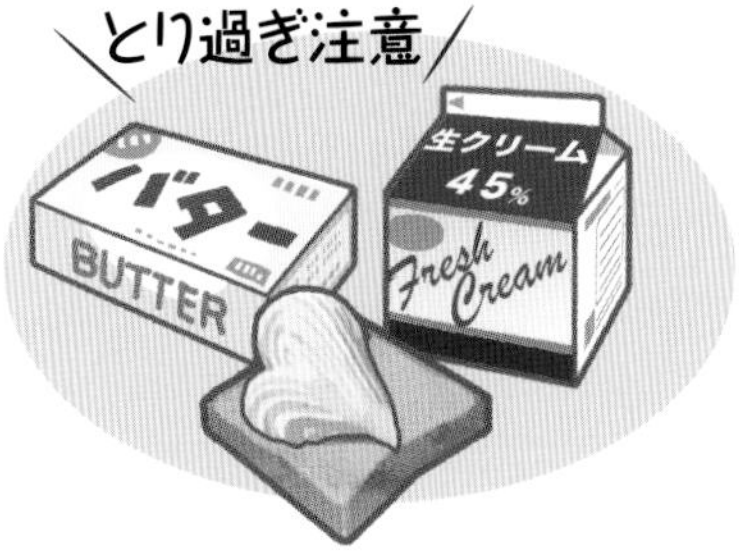
とり過ぎ注意
バター
BUTTER
生クリーム
45%
Fresh Cream

とり過ぎに注意したい乳製品

脂肪が多い乳製品

●クリーム　●バター

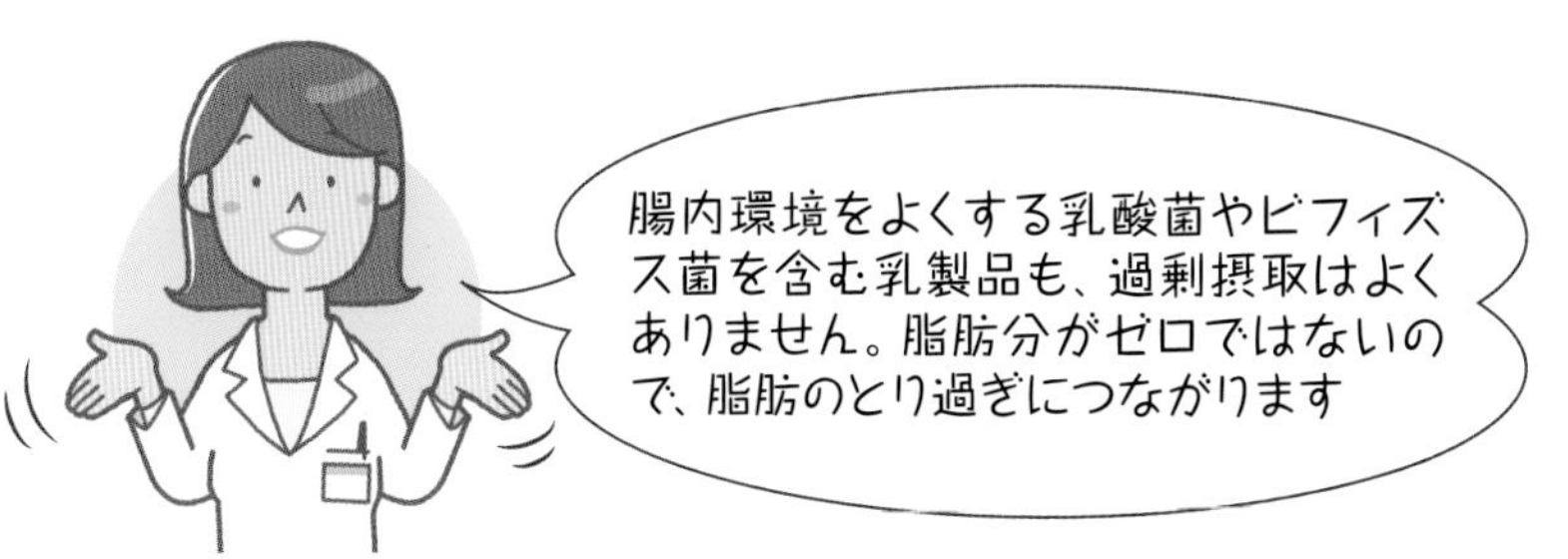
腸内環境をよくする乳酸菌やビフィズス菌を含む乳製品も、過剰摂取はよくありません。脂肪分がゼロではないので、脂肪のとり過ぎにつながります

外食を利用するときの注意点

外食は高脂肪になりがちなので注意

潰瘍性大腸炎の寛解期は、食事に関して厳しい制限はないため、外食することは問題ありません。ただし、外食のメニューは自宅の食事より、脂肪、やたんぱく質、食物繊維、香辛料も多めで、高エネルギーになりがちです。外食でも栄養バランスのよい食事を心がけ、食べ過ぎないようにすることが大切です。

クローン病は、脂肪をとり過ぎると再燃率が高くなります。外食は、高脂肪になりがちなので注意が必要です。また、香辛料を多く使った料理やアルコールの過剰摂取は、腸を刺激します。さらに、狭窄《きょうさく》がある場合は、不溶性食物繊維（１２８頁参照）の過剰摂取は避けなければいけません。外食をしてはいけないというわけではありませんが、メニューを選ぶときは注意が必要です。

体調をみてメニュー選びを

通勤している人など、ランチは外食という人も多いでしょう。脂質や刺激物が多いメニューは、できるだけ体調のよいときに限定するという原則は変わりません。下痢をしているなど、体調があまりよくないときは、ごはん、雑炊、うどんなどの炭水化物メインのものを選び、食物繊維の多いおかずは避けるか、少量にとどめるようにします。

また、メニューの脂質量を確認しておくと、とり過ぎを避けることができます。メニューの栄養成分は、お店によってはホームページで公開しているところもあります。スマホのアプリなども利用して、栄養成分を把握しておくとよいでしょう。

外食をするときの工夫

栄養バランスを考える

かつ丼、牛丼、カレーライス、ラーメンなどの単品だと栄養が偏りがち。和定食にすると、栄養バランスがとりやすい。

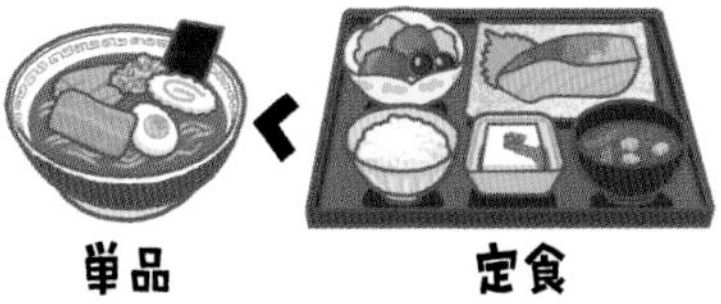

サイドメニューは高脂肪の料理を選ばない

メインディッシュに肉を選んだら、サイドメニューに揚げ物などは頼まない。

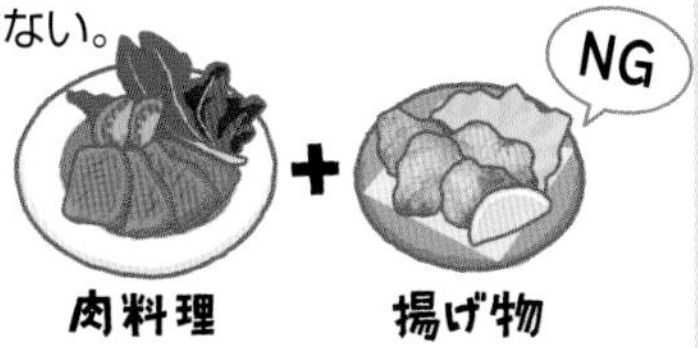

ファストフードを頻繁に利用しない

少量でも脂肪やたんぱく質が多く含まれているほか、香辛料が多く刺激が強いメニューもある。頻繁にとるのは避けよう。

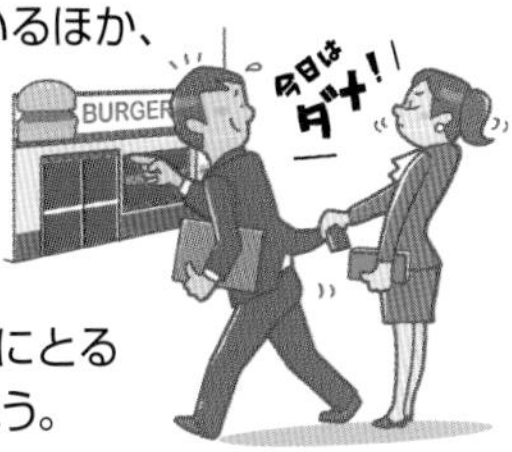

飲み物

脂質や刺激物のとり過ぎに注意が必要なことは食品と同様。フルーツのジュースや、お茶などは比較的安心。コーヒーやアルコールの飲み過ぎはよくない。

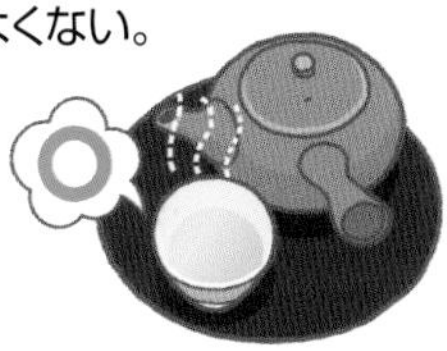

家族や仲間とシェアする

一度にたくさん食べるのを防ぐために、料理をほかの人と分けたりして少量に抑えると、脂肪のとり過ぎを防げる。

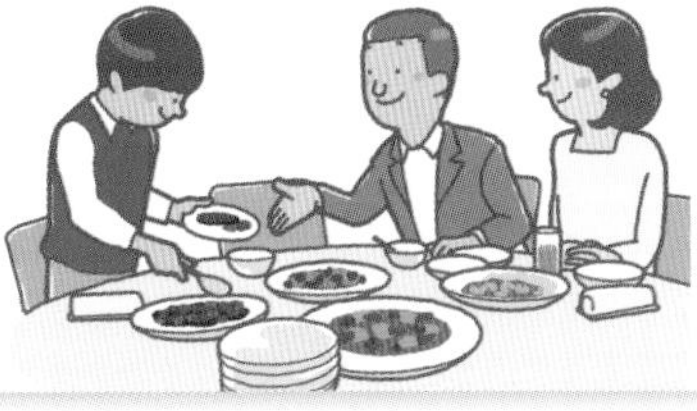

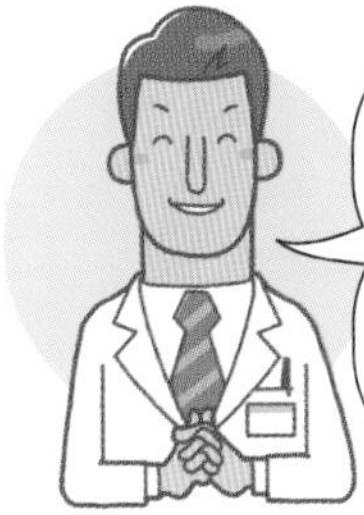

家庭での揚げ物はOKでも、外食の揚げ物だと下痢しやすい、醤油ラーメンはなんともなかったのにみそラーメンを食べたら下痢になったなど、同じ脂肪分でも相性や個人差があります。食べたものと体調への影響を記録しておき、自分に合ったメニュー、量を見つけておきましょう

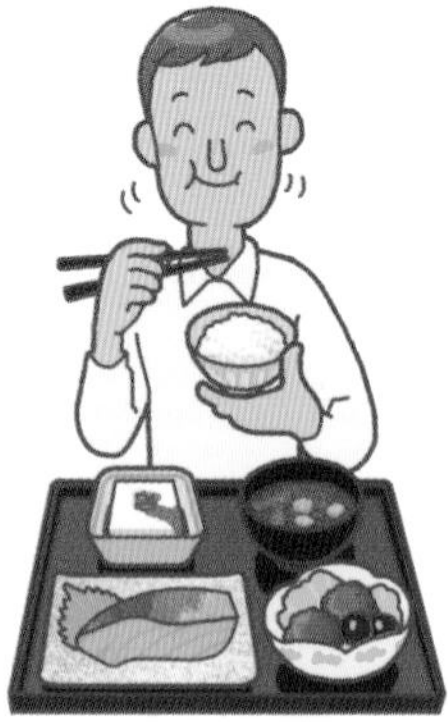

第5章

病気と上手に付き合う生活術

長期的に治療を継続していかなくてはいけないからこそ、病気とは上手に付き合っていくことが大切です。そのためにも生活をする際の工夫や心がけを知っておきましょう。

日常生活で心がけること

服薬と規則正しい生活

潰瘍性大腸炎もクローン病も、症状が落ち着いている寛解期は、普通の生活を送ることができます。この状態を保つため、症状がないときでも、治療の継続が重要なのです。

また、日常生活においても心がける点がいくつかあります。

食事の内容については4章で述べた通りですが、生活習慣という点では、実は特別なことはなく、「規則正しい生活をする」ことに尽きるのです。腸管の運動は自律神経でコントロールされているので、深夜や睡眠直前に食事をするなど不規則な生活リズムでは、病気がなくても、下痢や便秘などのトラブルにつながります。潰瘍性大腸炎やクローン病の人ではこれが〝再燃〟のきっかけになることもあるのです。

生活リズムを整える

再燃を防いで寛解を維持するには、規則正しい生活、つまり生活リズムを整えることが大切です。〝規則正しい生活〟と聞くと、時間に縛られるイメージを持つ人がいますが、堅苦しく考える必要はありません。メタボ予防としてよく言われるような一般的な注意を心がければいいのです。

まずは、生活リズムをつくる3つの要素である「食事」「睡眠」「運動」をそれぞれ見直してみましょう。たとえば、夜遅くに食べていないか、睡眠時間はどれくらいか、運動をしているかなどです。「これはちょっとまずいな」と思う点を見つけたら、できることから改善していきましょう。生活リズムが整うと、腸への負担も減らせます。

腸を守る生活習慣

これまで「食事」「睡眠」「運動」を見直して、
生活リズムを整えることから始めよう。

食事

腸の働きは、食事をとるタイミングに影響される。食事の回数や時刻が一定していないと、消化・排泄のリズムの乱れにつながる。

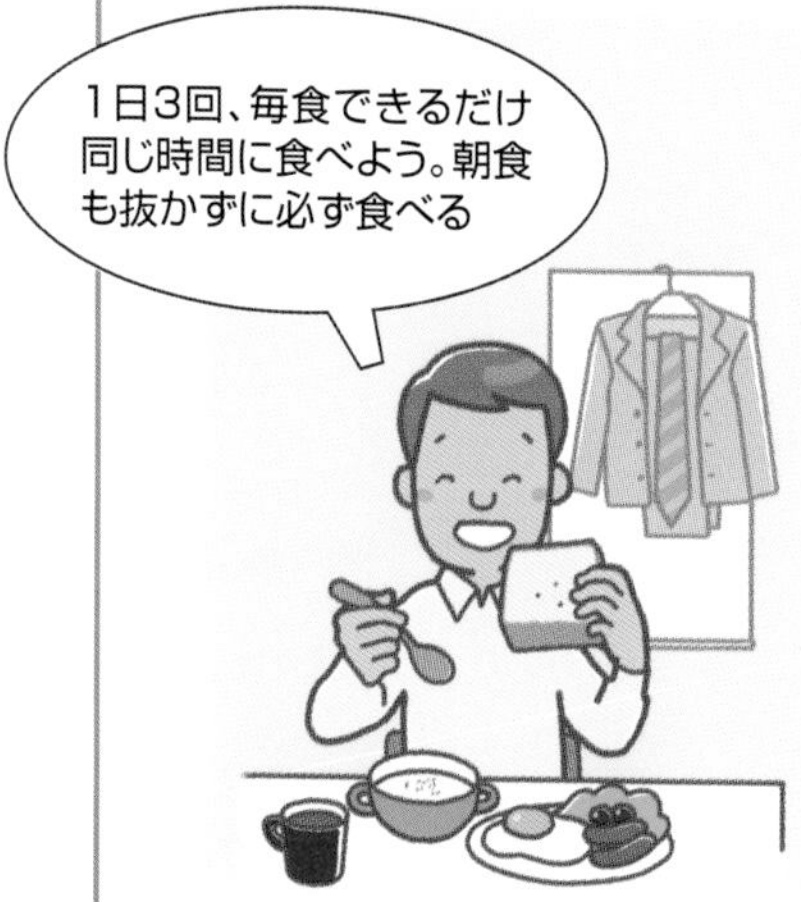
1日3回、毎食できるだけ同じ時間に食べよう。朝食も抜かずに必ず食べる

運動

適度な運動を行うなど、活動量を維持することは、健康維持に役立ち、腸の働きを促す効果もある。

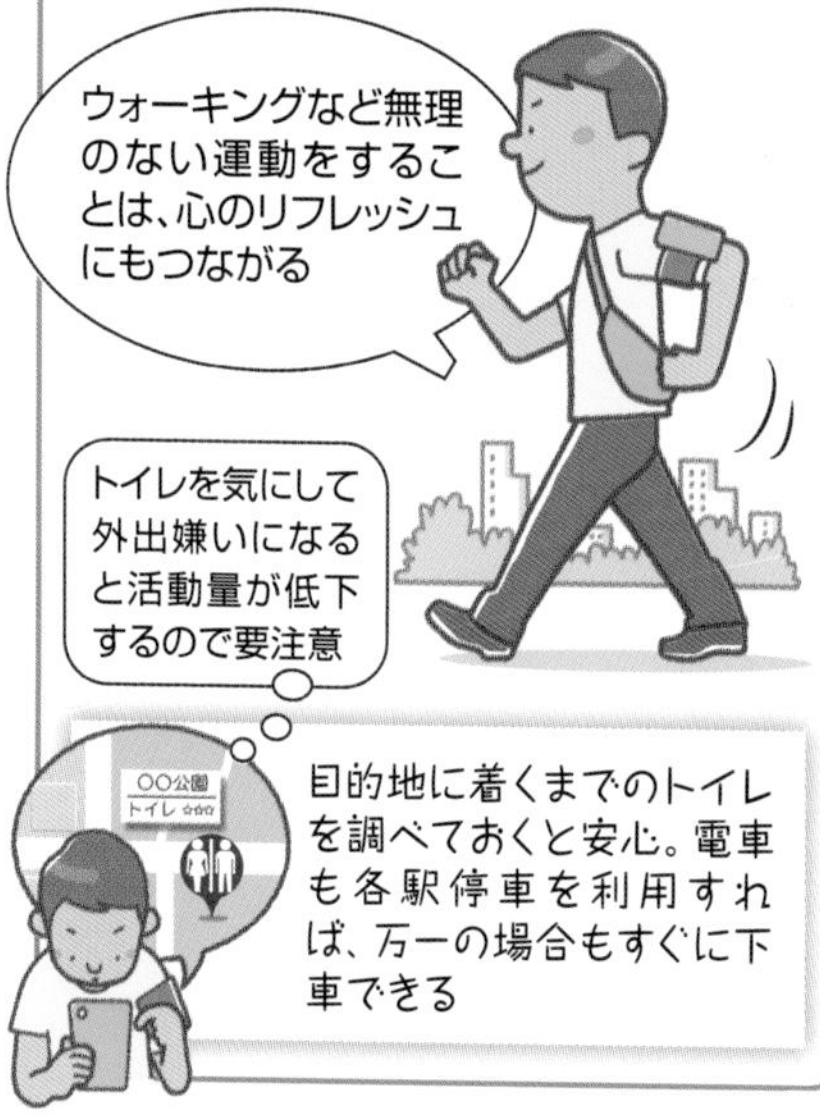
ウォーキングなど無理のない運動をすることは、心のリフレッシュにもつながる
トイレを気にして外出嫌いになると活動量が低下するので要注意
目的地に着くまでのトイレを調べておくと安心。電車も各駅停車を利用すれば、万一の場合もすぐに下車できる

睡眠

睡眠は心身の休養に不可欠。睡眠不足は疲労の蓄積を招き、身体機能を低下させる。腸の働きも悪くなる。

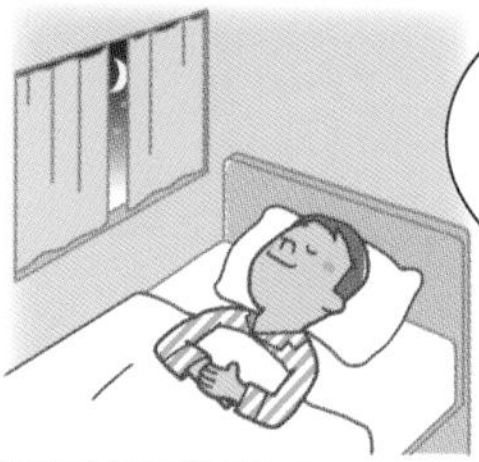

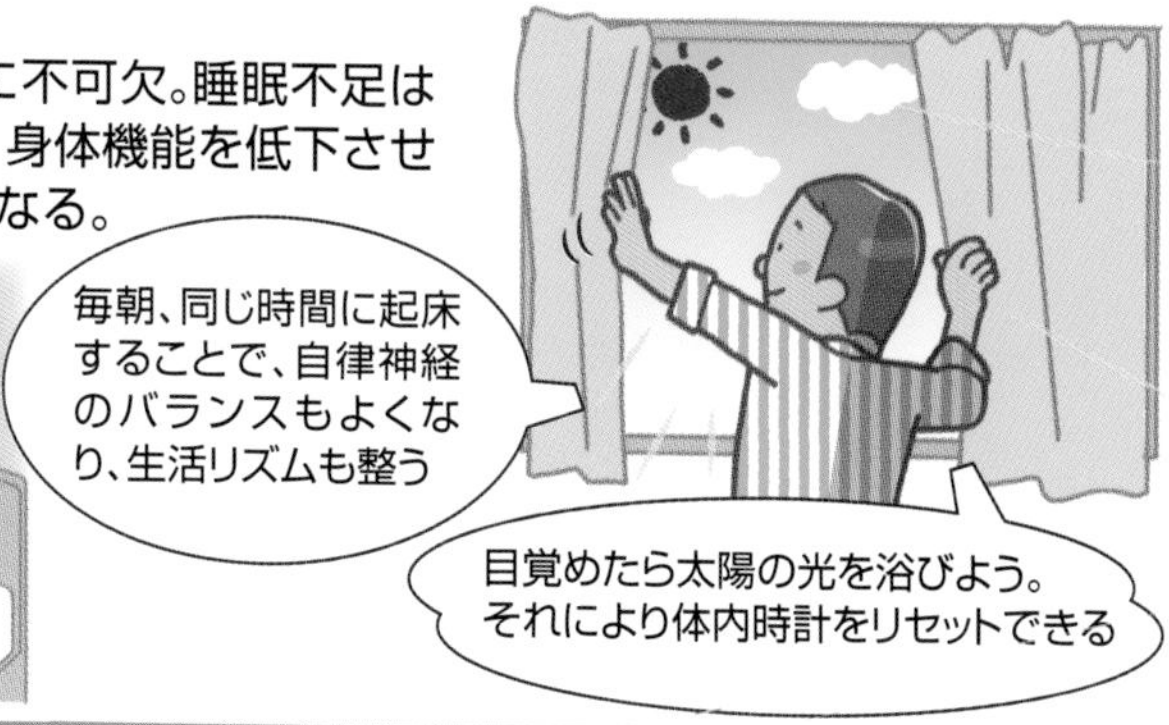
毎朝、同じ時間に起床することで、自律神経のバランスもよくなり、生活リズムも整う
目覚めたら太陽の光を浴びよう。それにより体内時計をリセットできる

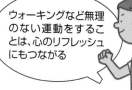

ストレスをため込まない

潰瘍性大腸炎やクローン病の原因は、ストレスではありません。しかし、ストレスがおなかの不調を引き起こし、再燃のきっかけになることもあります。

何にストレスを感じるかは人それぞれですが、ストレスをゼロにすることは不可能です。ストレスをなくそうとすることが、かえってストレスになる場合もあります。したがって、自分なりのストレス解消法を見つけることが重要です。

また、疲れたときは無理をせず、十分な睡眠をとるなど心身を休することも必要です。

おなかを冷やさない

体の冷えが体調不良につながることはよく知られています。特におなかが冷えると、腹痛や下痢を起こしやすくなるのは、腸疾患があってもなくても同じです。冷たい飲食物を控えるだけでなく、腹巻や携帯カイロを活用して、冷やさない工夫が大事です。夏場は夏場で、冷房や冷たい飲食物で冷えがちなので対策が必要です。

口腔ケアも忘れずに

腸内細菌叢と同じように、口のなかにも口腔細菌叢があり、健康維持に役立っています。

しかし、歯周病菌が増えると、全身にさまざまな悪影響を及ぼすことがわかっています。歯周病菌が歯茎の損傷部位から血流にのって全身に運ばれたりすることで口腔以外での炎症リスクが高まるという報告があります。また、特定の口腔細菌が腸内で繁殖すると、クローン病の発症リスクになるという指摘もあります。

いずれも、さらなる研究が待たれるところですが、歯周病菌が全身で〝悪さをする〟ことは明らかといえます。普段から丁寧な歯磨き、歯科医による定期健診など、口腔ケアを行いましょう。

毎日のセルフケア

ストレス対策

気分転換やリラックスが大事！

- 適度な運動で体を動かす
- 趣味などに打ち込む時間をもつ
- 物事を深く考えすぎない
- ときには「ま、いっか」と受け流す
- 職場の苦手な相手とは仕事本位で付き合う

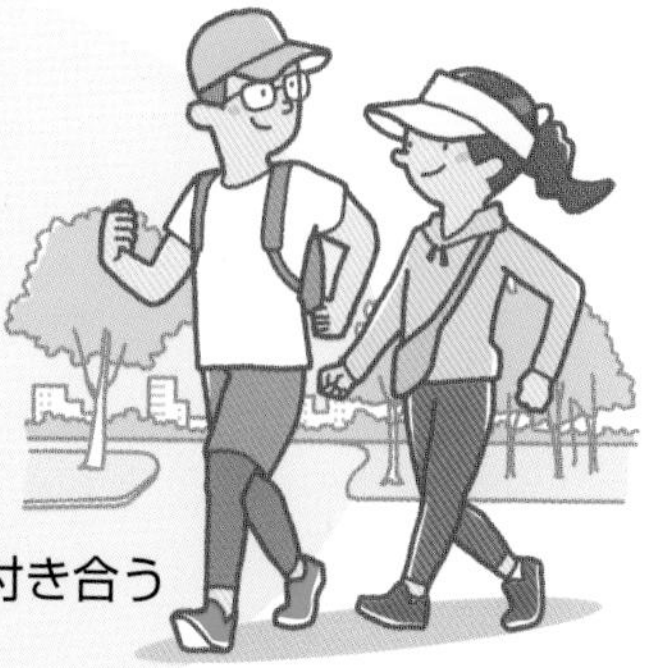

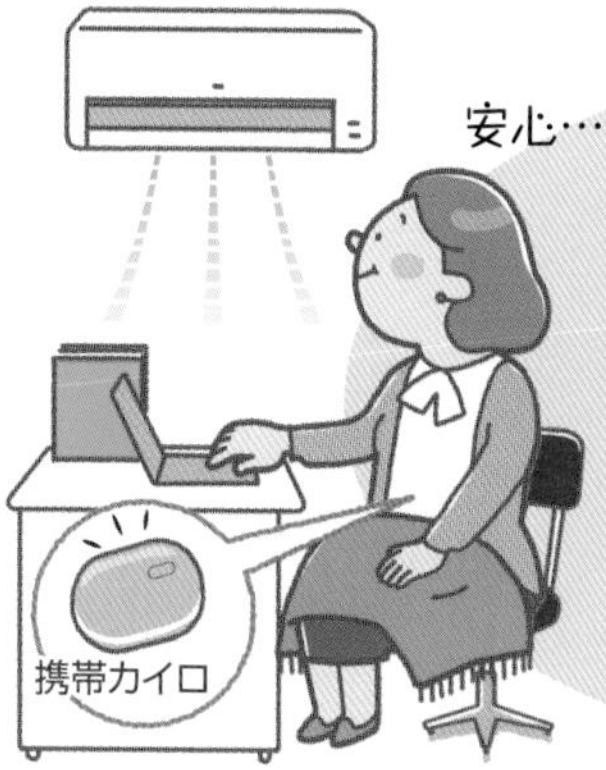

おなかを冷やさない

冷えると腸の働きが低下する。

- 冷たい飲食物をとり過ぎない
- 腹巻、携帯カイロ、使い捨てカイロを活用する
- 冷房による冷え対策も万全に

歯周病対策

歯周病菌が腸内で繁殖すると炎症リスクが高まるという研究報告がある。

- 正しいブラッシングで予防・改善
- 歯科で定期的に検診を受ける。歯石を取ってもらったり、ブラッシング指導を受けたりする

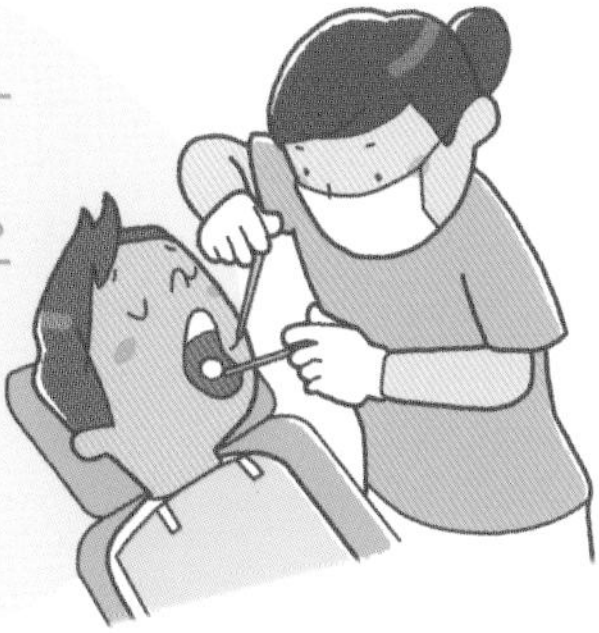

安心して社会生活を送るには

周囲の理解を得ておくのが理想

潰瘍性大腸炎やクローン病は、治療薬によって寛解を維持できていれば、職場や学校での生活に特に問題はありません。しかし、症状には波があり、強く現れる可能性もあるので、可能であれば、周囲の人に病気のことを理解してもらうのが理想です。そのため、職場の上司や同僚には、「急な腹痛や下痢でトイレに頻繁に通うことがある」など具体的に伝えたうえで、必要な配慮を相談するのがベストです。

また、症状が現れたときの対応を相談できる窓口として、職場なら人事・労務担当や産業医など、学校なら保健室などを確認しておくと安心です。

就職活動をするとき

潰瘍性大腸炎でもクローン病でも、職業選びに制限はありません。とはいえ、通院のために休暇取得や早退が可能か、合理的配慮は受けられるかなど、業務内容とともに社内制度が気になるのも当然です。

また、最初の面接で病気について伝えるか否かも悩むところでしょう。就職後に無理をすることになったり、周囲に誤解されたりするのは避けたいものの、どのように伝えたらいいかわからないという人もいます。このような場合の相談窓口のひとつがハローワークです。

ハローワークの専門援助部門では、難病のある人が治療と仕事を両立できるように、さまざまな専門機関と連携して就労支援を行っています。難病患者さんの場合、障害者手帳（152頁参照）の有無にかかわらず、一般求人への就職支援を受けられます。就職活動中の人だけでなく、就労中の休職、復職、転職などの相談にも対応しています。

働くための環境づくり

症状が強くなったときに備えて、対策を講じておこう。

1 周囲の人に病気の特徴を正しく伝える

どんな症状が出るのかを具体的に説明すると理解してもらいやすい

- 急な腹痛や下痢で頻繁にトイレに通うことがある
- 通勤途中の急な下痢により遅刻することがある
- 症状に波がある
- 服薬が欠かせない
- 飲食に制限がある　など

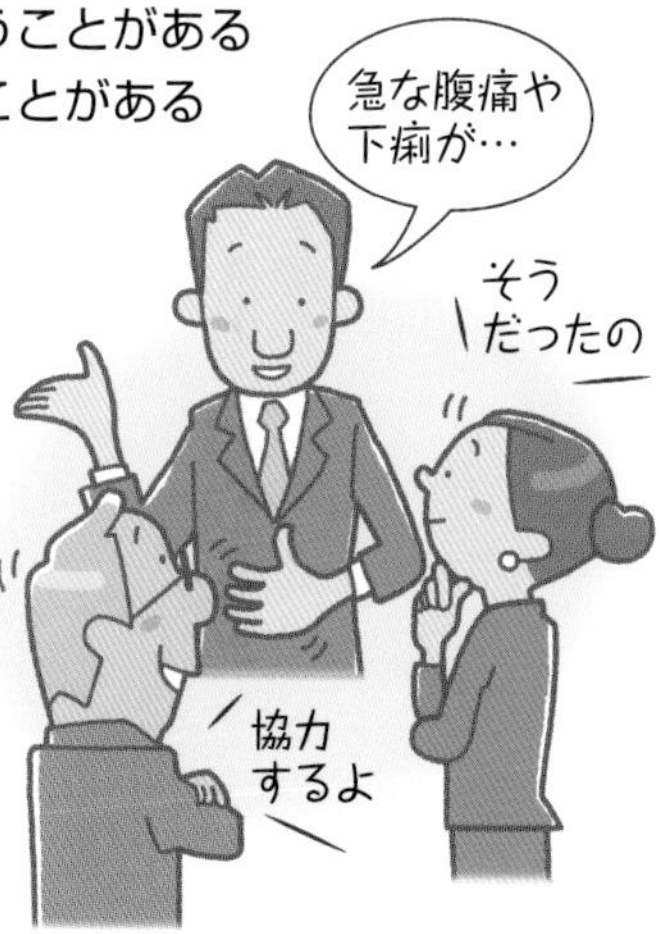

2 相談したいことを伝える（配慮のお願い）

病気の説明だけでは、相手はどう対応したらよいかわからないので、具体的にお願いするほうがよい。

- 席をトイレに近い配置にしてもらう
- 急な下痢による遅刻・早退・欠勤への対応
- 長時間の乗り物移動ができない場合の対応
- 体調不良時の業務内容の変更　など

まず就職面接の時に病気をカミングアウトするかどうかはあなたの自由です。職場の理解を得ておきたいという場合には、まず相談窓口としてハローワークに相談するのも一つの方法です。また、就職が決まったあとで職場の理解を得たい場合も同様です

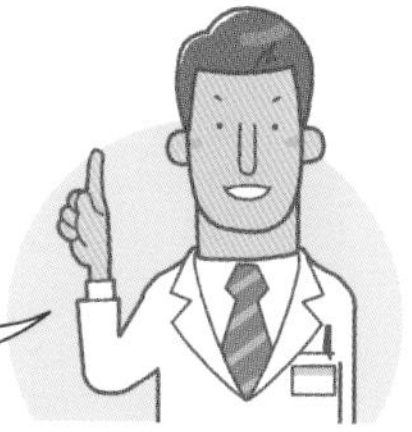

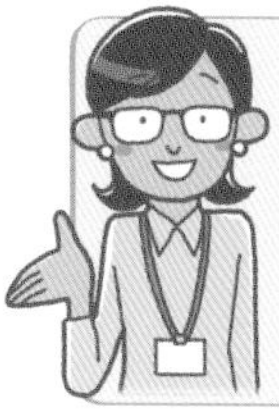

ハローワークでは、難病患者さんの就労支援を専門援助部門が担当。就労支援コーディネーターが関係機関との連携を調整する。また、一部のハローワークには難病患者就職サポーターが配置されており、相談に応じている。

参考：厚生労働省「健康管理と職業生活の両立ワークブック（難病編）」

症状が現れたときの対処法

生活の工夫で落ち着くことも

潰瘍性大腸炎やクローン病の場合、症状が落ち着いている期間でも、ちょっとした腹痛が起きたり、便がゆるめになったりすることがあります。このような場合は、慌てずに〝腸にやさしい生活〟を心がけて、少し様子を見ます。

冷たいもの、辛いものなど腸の刺激になる飲食は避け、温かい消化の良い食事を心がけましょう。また、長時間労働や激しい運動も避けてください。

1～2日ほど様子を見ているうちに、症状が落ち着いてきたら、また元の生活に戻します。

ただし、クローン病患者さんの場合、病期によっては成分栄養剤による経腸栄養療法（88頁参照）が必要になる可能性があります。主治医の判断を仰ぎましょう。

血便があればすぐに受診

腹痛や下痢がなくても、肉眼でわかる血便や粘血便が出たら、消化管のどこかで出血していると考えられます。再燃の可能性があるので、出血量にかかわらず、なるべく早く受診しましょう。

再燃も、発症時と同じ症状で始まるケースが多いのですが、なかには、予兆のような症状があるという人もいます。たとえば、潰瘍性大腸炎の患者さんでは「1日に何度も数時間おきに便意を感じてトイレに行くが何も出ない」ということが数日続いた後、粘血便が出るといった具合です。

再燃と診断されたら、症状を落ち着かせるための治療を受けます。うまく寛解へもっていければよいのですが、再燃をくり返す場合は、薬の内容を見直します。

症状が出てきたとき

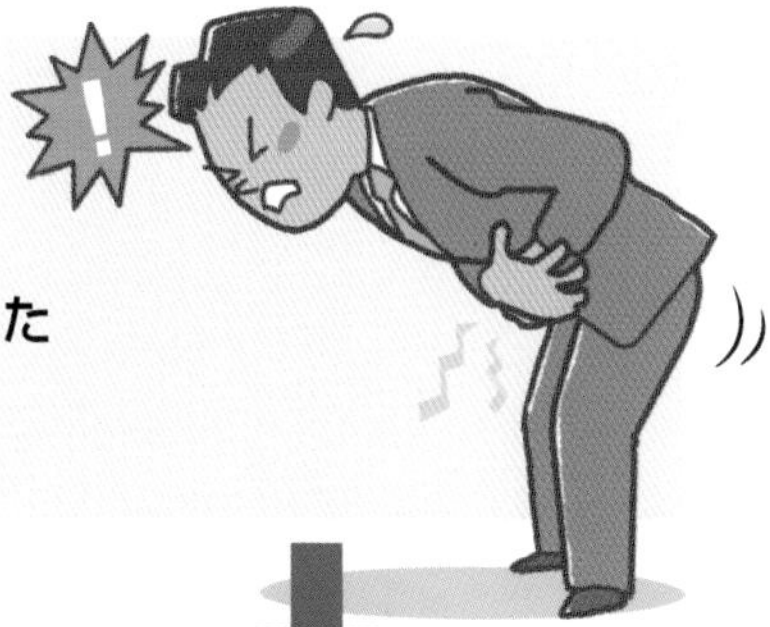

症状

- 何度もトイレに行くが出ない
- 軟便、下痢になってきた
- ときどき腹痛

↓

少し様子を見る

食事
- 冷たいものをとらない
- 胃腸に負担をかけない、消化のよいものを食べる

休養
- 働きすぎない
- 激しい運動をしない
- 温かくして休む

↓

症状が治まったら

元の生活に戻していく

↓

症状が重くなる

- 血便、粘血便が出る
- 下痢がひどくなる
- 腹痛が続く

など

↓

受診する

再燃の可能性あり。適切な治療を受ける

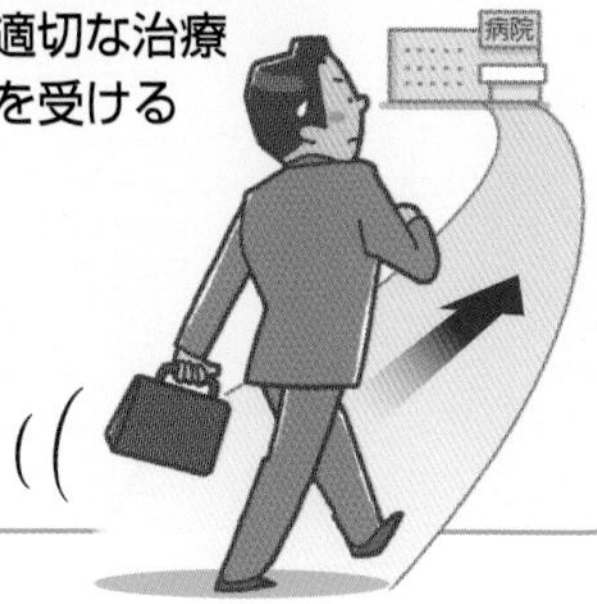

ストーマとの付き合い方

ストーマケアのポイント

　ストーマ（人工肛門）装具には、ストーマ周囲の皮膚に接着させる面板《めんばん》（皮膚保護剤が貼付されている）と面板に取り付ける袋状のパウチが分かれている2ピースタイプと、面板とパウチが一体化している1ピースタイプがあります。いずれも、パウチに溜まった排泄物を適宜トイレに捨て、数日おきに面板とパウチを新しいものに交換します。

　毎日のストーマケアで大切なことは、装具を交換するときに、ストーマとストーマ周囲の皮膚に異常が起きていないかチェックすることです。

　最も多いのは皮膚トラブル。面板が密着しているストーマ周りの皮膚は、汗や皮膚保護剤、漏れた排泄物などによって、皮膚トラブルが起こりやすくなります。特に、小腸（回腸《かいちょう》）ストーマの場合、便に含まれている消化酵素がかぶれの原因になります。

ストーマ合併症の種類

　ストーマ合併症には、造設手術直後に起きやすい早期合併症と、後に起きやすい晩期合併症があります。早期合併症には、ストーマによる壊死《えし》や浮腫《ふしゅ》、粘膜皮膚接合部離開《りかい》や狭窄《きょうさく》などがあり、晩期合併症には、脱出や傍《ぼう》ストーマヘルニアなどがあります。合併症の種類によって、面板の貼り方や塗り薬で対応できるものと、手術が必要になるものがあります。

　なお、今使っている装具が扱いにくい、合わない場合は、主治医や看護師に相談し、可能であれば別のタイプの装具を試してみるとよいでしょう。ストーマ装具の形状にはいくつかのタイプがあり、皮膚保護シートや粘着剥離《はくり》剤、消臭剤などの補助用品もあるので、よく相談してください。

装具交換時のチェックポイント

交換する際にストーマとその周囲の皮膚を観察して、
異常やトラブルを早期に発見しよう。

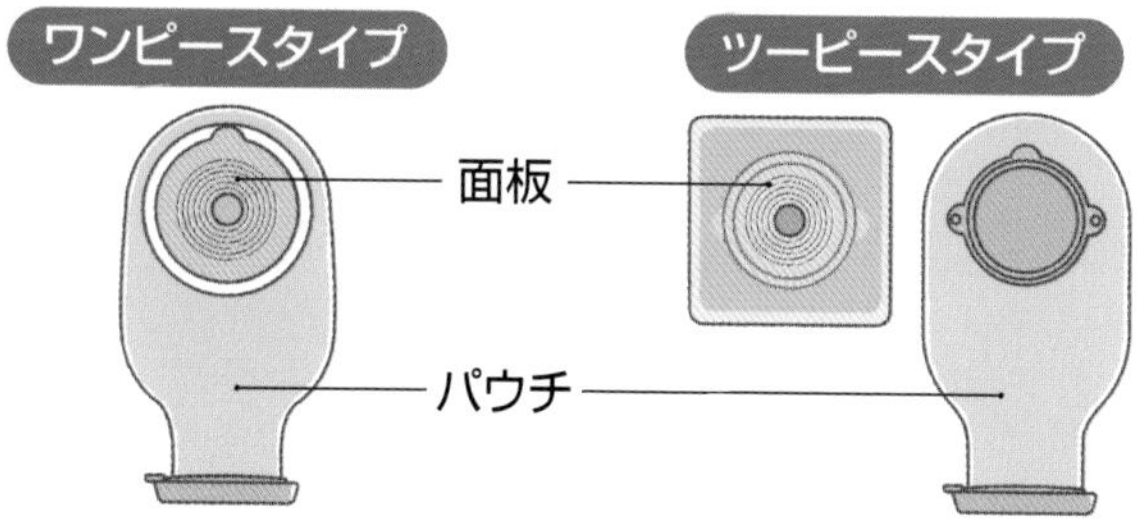

Check!

- □ストーマの位置や色、大きさに変化はないか？
- □ストーマ周囲の皮膚に赤みや腫れ、潰瘍などの異常はないか？
- □排泄物の色、量、におい、ガスの量は？
- □剥がした面板にしわやくぼみ、排泄物が付着していないか？

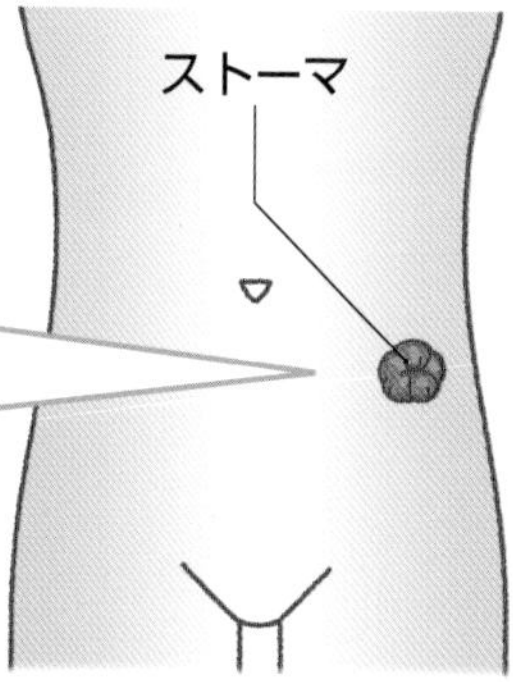

※ストーマや失禁ケアを専門に行う「皮膚・排泄ケア認定看護師」が常駐している医療機関もある。

面板を無理に剥がそうとすると皮膚を傷めるので、専用の剥離剤を使うなどして、やさしく剥がしましょう

ストーマは腸粘膜でできているので痛みを感じませんが、出血やポリープに気づいたら受診を！

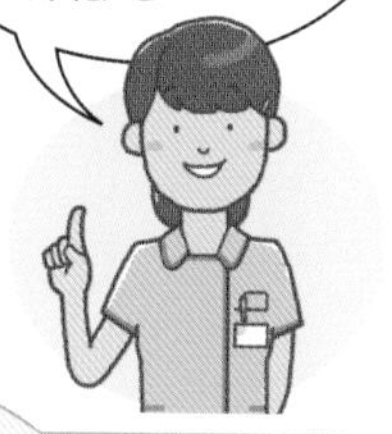

主なストーマ合併症

- **壊死や浮腫**…ストーマの血流障害による
- **粘膜皮膚接合部離開**…ストーマの粘膜とお腹の皮膚がうまく癒合しない
- **狭窄**…離開が治る過程でストーマの開口部が狭くなる
- **脱出**…ストーマの腸管が異常に外に飛び出す
- **傍ストーマヘルニア**…造設時に腹壁に開けた孔《あな》から腸が脱出してストーマ周りの皮膚が膨らむ

オストメイトの快適生活術

オストメイト（ストーマを持つ人）は、行動が制限されると思いがちですが、正しく装着していれば、普通に生活を送ることができます。必要以上に制限をして生活の質を損ねないようにしましょう。

●排泄物のにおい対策

便やガスは自然にパウチに溜まります。パウチに防臭・防音機能が備わっていても、気になる場合は、食事の内容を工夫してみましょう。

●服装

ストーマを圧迫したり、こすったりしない服装ならなんでもＯＫです。おなか周りに手が入る程度のゆとりを確保しましょう。

●入浴

装具をつけたまま入浴可能です。公衆浴場を利用するなら、パウチが湯船に浮かばないようテープで止めたり、入浴用シートを腹部に貼ったりします。排便が規則的なら、便が出ないときに装具をはずして入浴できます。ストーマからの浸水はありません。

●睡眠

就寝前にはパウチを空にしておきます。就寝中の漏れが心配な場合は、敷パットやバスタオルなどを敷いておくと安心です。

●外出、旅行

好きな移動手段で好きな場所へ出かけましょう。急な便漏れに備えて、交換用の装具一式を携帯していると安心です。旅行の際は、いつもより2～3回分多めに持参しましょう。なお、公共施設や交通機関、サービスエリアなどには、オストメイト対応トイレ*を設置するところが増えています。

●運動

厳しい制限はありませんが、運動の内容や、汗の量によっては面板の粘着力が低下する場合があります。運動に適した装具について看護師に相談することをおすすめします。

用語解説　オストメイト対応トイレ　パウチに溜まった排泄物や使用済み装具の廃棄、装具の洗浄や交換を行える設備を整えたトイレのこと。

日常生活を快適に過ごすために

排泄物のにおい対策

においを強くする食品はにおいを抑える食品と組み合わせる食事を心がけるのも一つの方法。

においを強くする食品

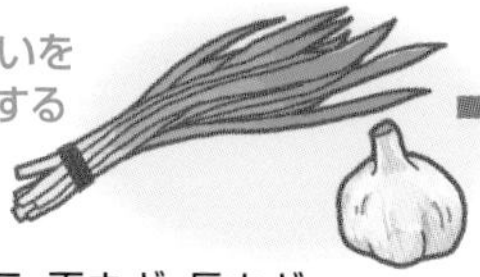

＋

においを抑える食品

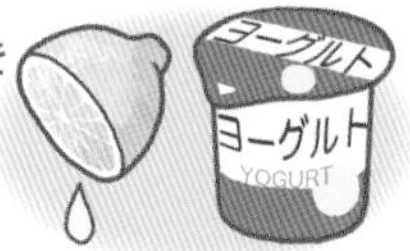

＝ においを抑える

ニラ、玉ネギ、長ネギ、ニンニク、豆類、アスパラガス、甲殻類、チーズ　など

レモン、パセリ、ヨーグルト、クランベリージュース、オレンジジュース　など

服装

ストーマを圧迫しなければOK。特に制限はない。

睡眠時

就寝中のみ大容量のパウチを利用するなど、適した装具について主治医や看護師に相談してみよう。

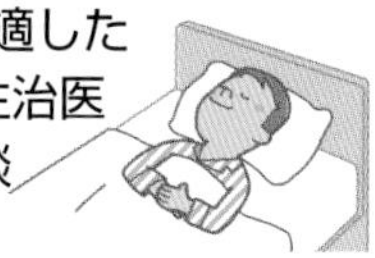

運動

激しく体がぶつかる競技は避けたほうがいい場合もあるので、事前に医師に相談を。

入浴

入浴に合わせて装具交換を行うとよい。浴室を出る直前に装具を外して、ストーマ周囲の皮膚をやさしく洗浄する。

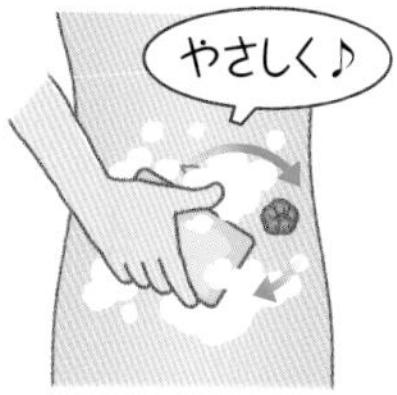

外出、旅行

出かける前にオストメイト対応トイレの場所を確認しておくと心強い。

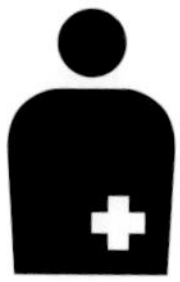

オストメイト対応トイレのマーク

永久ストーマを造設した場合、身体障害者手帳の申請が可能。市区町村の障害福祉課などで手続きをする（152 頁参照）。

知っておきたい助成と支援

長期にわたる治療をしっかり続けていくためにも助成を活用したいものです。

身体障害者手帳の申請

永久ストーマを造設した場合、すぐに身体障害者手帳（内部障害4級）を申請できます。身体障害者手帳が交付されると、ストーマ装具の給付を受けられるので、事前に看護師やソーシャルワーカーから申請をすすめられるのが一般的です。

身体障害者手帳によるサービスには、税金の控除、非課税貯蓄制度、公共施設や交通機関の割引などもあり、生活全般を幅広くサポートしています。自治体や事業所（企業など）によっては、独自のサービスを行っているところもあります。

詳しくは、住んでいる市町村の障害者福祉課などの担当窓口にたずねてみましょう。

指定難病には医療費助成がある

潰瘍性大腸炎もクローン病も国が定める「指定難病」です。2019年施行の「難病法」では、「重症度分類等」に照らして一定の要件を満たした難病患者さんを対象に、医療費助成が定められています。助成を受けるには、患者さん本人または保護者からの申請が必要です。申請に必要となる診断書は、新規認定の場合、難病指定医*が作成しなければいけません。なお、1年ごとの更新申請のための診断書は、協力難病指定医も作成可能です。

申請が承認されると特定医療費（指定難病）受給者証が交付されます。この受給者証を指定医療機関の窓口で提示すると、医療費の自己負担は2割、または、所得ごとに定められた自己負担上限額（月額）のいずれか少額のほうが適用されます。

用語解説　難病指定医　指定難病の診断または治療に5年以上従事していることに加え、関係学会の専門医の資格をもっている、または一定の研修を修了している医師。

特定医療費支給の新規申請の流れ

助成対象者となる主な要件

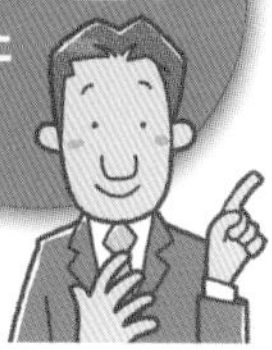

1. 「指定難病」である
2. 定められた重症度分類等に基づく「一定以上の病状」にある(＝重症者)。

特例：軽症でも長期にわたる高額治療が必要な者。

申請書類の準備

- 特定医療費支給認定新規申請書
- 難病指定医による診断書
- 住民票
- 健康保険証の写し
- 所得を確認できる課税証明書など

※不明な点があれば、かかっている医療機関の事務担当や医療ソーシャルワーカーに相談を。

1 申請
居住地の保健所の窓口に提出・申請手続きを行う。
※郵送可の自治体もある。

↓

2 審査・認定
都道府県・指定都市が審査し、支給認定の認否を決定する。
※認定をしない場合は、指定難病審査会に審査を求め、あらためて認否を決定する。

↓

3 交付
特定医療費（指定難病）受給者証を指定医療機関の窓口で提示すると医療費の自己負担への助成が受けられる。※申請書が受理された日から有効。

更新手続き
受給者証は原則として1年ごとの更新が必要。
※新型コロナ感染症の影響など、なんらかの事情により満了日が延長される場合もある。

患者会は情報交換と支え合いの場

潰瘍性大腸炎やクローン病のような原因不明の病気は、今のところ完治させる治療薬がないこともあり、どのように病気と付き合っていけばいいのか、将来に対して不安を感じるのは当然のことです。頻繁な下痢などの症状のせいで、つらい経験をする人も少なくありません。

そんなときに、同じ経験をもつ患者さんと話をしたり、情報交換したりすると、気持ちが落ち着き、少し前向きな気持ちになれることがあります。患者同士だからこそわかり合えることや、「こんなときはこうしてる」といった療養生活に役立つワザを教え合うこともできます。このような、患者同士の情報交換や悩みの共有、支え合いを主な目的として運営されているのが〝患者会〟です。

ひとくちに患者会といっても、その規模や活動内容は、団体やグループによってさまざまです。患者だけでなく、医療関係者、製薬会社、関連企業なども参加して、一般向けの情報提供活動や刊行物の発行、交流イベントの開催、行政への要望などに取り組んでいるところもあります。

現在は、インターネット上にも、潰瘍性大腸炎やクローン病患者さんのコミュニティサイトが多く存在し、オンライン患者会を開催しているところもあります。また、ＩＢＤ治療薬メーカー（製薬会社）の公式サイトも情報源として役立ちます。

安心して参加するために

住んでいる地域の患者会を探したい、参加するときの注意点を知りたいなど、患者会についてわからないことがあれば、かかっている医療機関のソーシャルワーカーに相談しましょう。

個人的にインターネットなどで探す場合は、その会の趣旨やバックグラウンド、活動内容などをよく確認することをおすすめします。

患者会の主な目的

自分の病気を正しく理解する

- 患者同士の情報交換
- 刊行物などによる啓発
- 医師や看護師を招いてセミナーや勉強会を開催
- 厚生労働省「難治性炎症性腸管障害に関する調査研究」班　患者さん・家族情報ホームページ
  http://www.ibdjapan.org/patient/

患者同士の支え合い（ピアサポート）

- 悩みや不安の共有
- 体験を活かして相談や支援を行う
- 各種イベントなどの交流会を開催

社会への働きかけ

- 病気に対する偏見や差別をなくすための市民講座やセミナーを開催
- 療養環境の改善をめざして、問題意識を持ち、行政に要望書を提出する

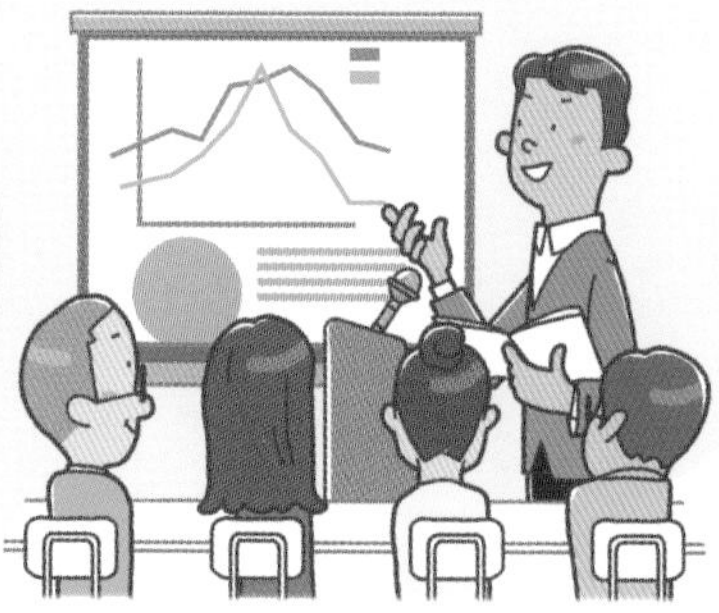

column

災害時に備えた携帯トイレの利用法

炎症性腸疾患の人は、外出先で急な腹痛や下痢になったときのトイレの不安を持つ人が少なくありません。平常時でもそうなのに、災害時ならなおさらでしょう。災害が起こるとトイレが使えなくなることがあります。家ではもちろん、外出時も携帯トイレを用意しておくようにしましょう。

携帯トイレには、小便専用のものと、大便にも対応しているものの２種類があります。どちらも凝固剤と専用の袋がセットになっているものが主流。使うときは袋に用を足し、そのあと袋の中に凝固剤を入れて排泄物を固めます。

最近はアウトドアで使う人も多く、さまざまな種類の携帯トイレが出回っています。段ボールで簡易的な便座が作れるものや、まわりから隠せるポンチョがついたものなどもあります。

排泄物を入れる口の大きさ、凝固剤のかたまり具合や消臭能力などに違いがあるので、実際に使い勝手を試してみるとよいでしょう。あらかじめ使っていると、いざというときも慌てずスムーズに使用できます。

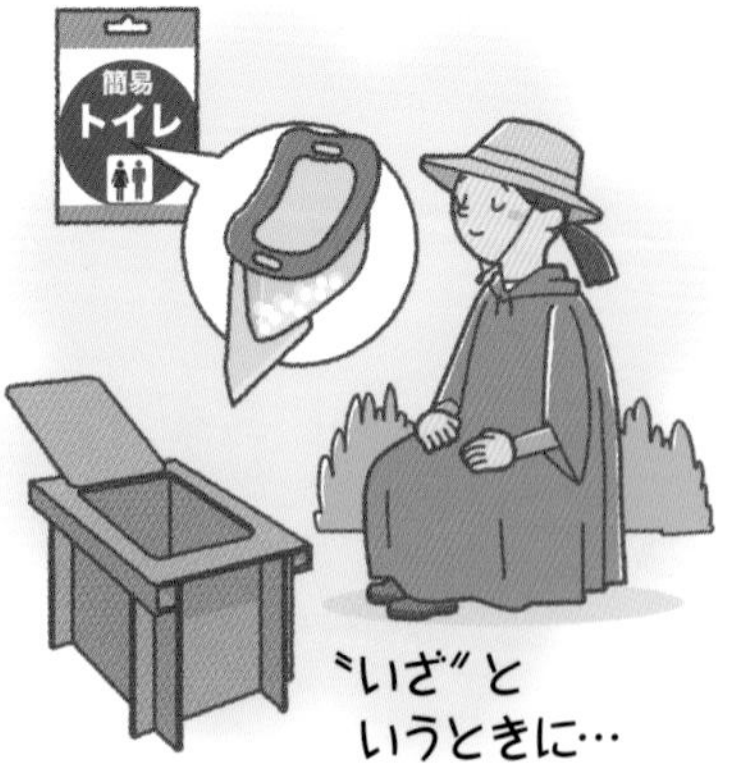
簡易
トイレ
〝いざ〟と
いうときに…

災害はいつ起こるかわかりません。外出時や車の中での移動中に被災してしまうこともあります。携帯トイレをバッグや車のダッシュボードに入れて常備しておくと、渋滞や大雪で立ち往生したときなどにも利用できます。

参考文献

- 「炎症性腸疾患（IBD）診療ガイドライン 2020　改訂第 2 版」（南江堂）
  【編集】日本消化器学会
- 「新版　潰瘍性大腸炎・クローン病がよくわかる本」（講談社）
  【監修】渡辺守
- 「こどもの潰瘍性大腸炎・クローン病と治療」（メディカ出版）
  【編著】田尻仁
- 令和 2 年度 難治性疾患政策研究事業　『難治性炎症性腸管障害に関する調査研究』
  http://www.ibdjapan.org/patient/

【な行】

【は行】

【ま行】

【や行】

【ら行】

索引

■監修
久松 理一（ひさまつ・ただかず）
杏林大学医学部消化器内科学　教授
杏林大学医学部付属病院　炎症性腸疾患包括医療センター　センター長
1991年慶應義塾大学医学部卒。同年慶應義塾大学病院内科研修医。その後、伊勢慶應病院内科、社会保険埼玉中央病院内科、東京歯科大学市川総合病院内科を経て1995年慶應義塾大学病院内科専修医（消化器内科）2000年米国ハーバード大学マサチューセッツ総合病院消化器科研究員（Daniel K Podolsky 教授）、2003年慶應義塾大学医学部内科学（消化器）助手、その後講師、准教授を経て、2015年より杏林大学医学部第三内科学（消化器内科）教授、杏林大学医学部付属病院消化器内科診療科長、同内視鏡室長、2019年より現職。
専門は消化器病学、炎症性腸疾患、粘膜免疫学。
日本内科学会（評議員）、日本消化器病学会（財団評議員）、日本消化器内視鏡学会認定（社団評議員）、日本消化管学会（代議員）、日本炎症性腸疾患学会（理事、事務局長）、日本消化器免疫学会（理事）、日本臨床免疫学会（理事）、日本大腸肛門病学会（評議員）。
令和2年度厚生労働科学研究費補助金 難治性疾患政策研究事業「難治性炎症性腸管障害に関する調査研究」研究代表者。

ウルトラ図解　潰瘍性大腸炎・クローン病

令和3年12月28日　第1刷発行

監修者　久松理一
発行者　東島俊一
発行所　株式会社 法研
〒104–8104　東京都中央区銀座1-10-1
電話 03(3562)3611（代表）
http://www.sociohealth.co.jp
印刷・製本　研友社印刷株式会社

0103

ISBN978-4-86513-837-5 C0377　定価はカバーに表示してあります。